4+2R

增肌減脂
代謝飲食法

人氣女醫 王姿允、
急診女醫師其實．
——合著

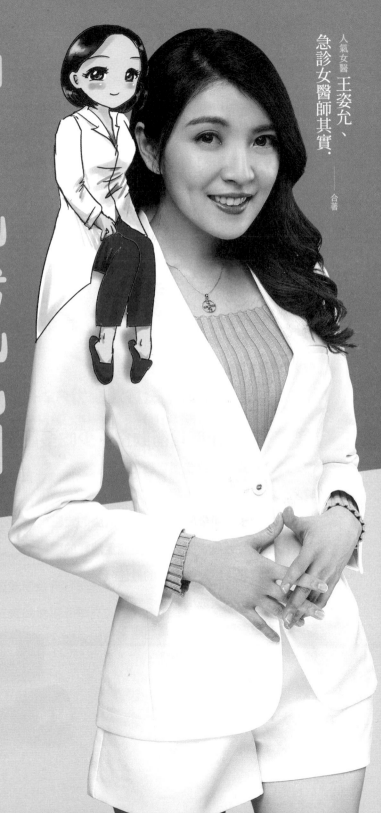

晨星出版

第五章 **跟著醫師「實」踐增肌減脂飲食** **169**

171／啟動期4R——給自己一個開始的理由

188／R1 Remove 排毒快速改變腸相

212／R2 Renew減脂養好菌

222／R3 Repair 增肌補好油

226／R4 Rcode 編碼新定點

236／維持期2R——找出健康吃一輩子的節奏

241／R5 Remember 開始記憶新定點期

244／R6 Reset 重設完成，變身吃不胖體質

第六章 **微菌治療肥胖的未來** **255**
——菌相分析精準化營養介入

256／腸道菌研究半世紀進化里程碑

259／腸道菌基因檢測運用在治療及預防疾病

263／益生元（prebiotics）、益生菌（probiotics）
跟後生元（postbiotics）的三角關係

附　錄

／臨床見證跟經驗分享：真實人生的4＋2R之路

／關於病態性肥胖的純飲食治療個案

278／參考文獻

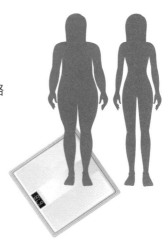

因為「愛」，所以改變

民以食為天！「食」這個字，上為「人」，下為「良」，正是說明給「人」吃「良」好的東西才能稱為食物。細數現代化社會的常見致死疾病，不正確的飲食都扮演重要的致命關鍵。英國名廚奧利佛（Oliver）身為美食專家，曾語重心長的說：「人們一生在都在擔心車禍、天災意外、謀殺，卻不知（不當）食物才是最大殺手。」因為吃對了，得健康；吃錯了，上天堂，還得沒做虧心事。

肥胖應該是現代不正確飲食下最常見的副產品，是脂肪過度堆積導致生理異常的狀態。從人體組成恆定的原理觀察，當體內脂肪過高，出現肌肉不足的肌少症就會浮上檯面。肥胖與肌少症都會導致健康的危害，但是如何同時處理得宜，是需要全面的學識及豐富的臨床經驗，允兒正是具備此項特質的醫師。尤其針對腸道菌的運用知識更是豐富，從書中許多引經據典的實證科學可以看出，允兒醫師多麼希望普羅大眾能「正確吃」與「聰明動」來達到健康的體態，真可謂是一本嘔心瀝血之作。

本書共分六章，從認識基本的身體組成概念談起，緩緩引導有體重或身型困擾者常遇見的改變障礙，去思考不同的改變契機→回歸初始的民以食為天，腸道與健康，最後再跟著允兒醫師本人「實」踐增肌減脂飲食的歷程，遭遇各種的困難與可能的突破，最終呈現成功的人生改變。一氣呵成的編排，讓人讀來欲罷不能！書中有許多想法都是非常令人莞爾與眼睛一亮的創意，不僅值得細細咀嚼品味，更有當下身體力行的衝動。

允兒醫師的這本著作，與其說是為了分享普羅大眾，其實是因為「愛」自己！惟有「愛」自己的初衷，才願意把最好的展現給有同樣需要的你我；惟有「愛」自己最愛的家人，才能夠把不可能的改變化為具體的實踐。能讀到這本書的人是有福的，因為「愛」，只送不賣，所以改變。

台灣肥胖醫學會會訊編輯委員會副主委
國立成功大學醫學院附設醫院家庭醫學部主任
台灣家庭醫學醫學會預防保健及慢性病防治委員會主委

吳至行 親筆

2020年3月於台南成大

【推薦序二】

因為「用心」，所以值得信任

　　坊間的減重書籍及資料多得不勝枚舉，但是真正有憑有據，清楚呈現研究證據與綜合考量後，提出實務推薦強度的建議等級資料就寥寥可數，台灣肥胖醫學會，承接國民健康署的委託，建置第一個使用最新GRADE實證醫學證據評比建議系統，來製作的實證臨床診療指引，並整理成實證根據的小書《肥胖100+問》供民眾參考。

　　姿允醫師也是秉持這種實事求是、打破砂鍋探究到底的實證精神，從學生時代到住院醫師，從主治醫師到現在準博士候選人兼臨床實踐者，始終對營養代謝及體重管理議題，孜孜不倦且身體力行，嘗試驗證各種有根據的可行辦法，很希望可以整理出來幫助更多需要協助的人。

　　書中特別提醒避免「空營養、高熱量」假食物，強調阻力運動加低卡兼高蛋白質的飲食或方便的代餐，不要挨餓、選對營養密度高飲食等議題；又跟隨國內腸道菌研究先驅，台灣微菌聯盟理事長吳俊穎教授，更進一步同時以基礎及臨床研究來探究微菌對於營養吸收、熱量代謝與肥胖復胖等等的影響，雖然各種不同角度的研究仍持續在進行中，但姿允醫師書中深入淺出的說明與講解，確實也提供大家可以切入的生活方式調整方向，值得推薦。

國立成功大學醫學系家庭醫學科教授
台灣肥胖醫學會理事長
成大醫院老人醫院籌備院長

楊宜青

人類終極肥胖解方：「4+2R代謝飲食法」

　　身為美食狂熱份子又身兼以健康為己任的家庭醫學科醫師，從醫學生時代開始，我就致力於身體力行各種五花八門的飲食法與減重食譜，從西方英、美、德、法到東方日、韓；從醫師到營養專家出的書籍或提出的理論；從極端飲食運動的快速瘦，到佛系直覺飲食的徐緩瘦；從中西減肥藥到機能性產品，甚至是某些「貴鬆鬆」的美容機構，除了沒把胃腸切了（不符合適應症啊）跟沒去抽脂（學生沒有錢啊），幾乎全世界可以知道可能傷本傷身的方式我都短期親身體驗過了，但總覺得體重數字看似維持良好，身體的代謝卻每況愈下。

　　直到大五那年因緣際會跟黃愛玲營養師成為朋友，黃老師帶給我最初的細胞營養學觀念，讓我重新檢視了「巨量營養素」對於人體日常運作的重要性，也開始鑽研各種不同品牌跟通路的營養素補充品，這當中我慢慢發現現代人飲食中的微巨量營養素的缺乏和脂肪堆積的關係。

　　在成大擔任家庭醫學科住院醫師時期，從三高病人身上看到飲食改變優於藥物的神奇效果，更讓我相信85%的慢性病都是跟不良的飲食習慣以及生活型態有關；之後，我拿到家專執照，接連又考取骨鬆專科、老年醫學專科跟肥胖醫學專科醫師，對老年人失能的源頭除了共病症外，和肌少症的密切關係，有了更深入的瞭解，同時也讓我驚覺，錯誤的減重方式會痛失多少肌肉跟骨質。

　　而身為家族遺傳的肌少肥胖症高危險群（四肢較細、容易胖在腹部），多少珍貴的肌肉戰死在過去嘗試錯誤的沙場上，讓代謝低下而造成易胖體質，陷入溜溜球循環的減肥無間地獄。

　　為了不讓他人重蹈覆轍，我用自身慘烈的經驗跟累積的專業，誓為國人擬出最適合的增肌減脂飲食計畫，不再著重於「體重」或是「熱量」的數字，而是建構最健康長壽的身體組成，所需要的長遠可實行飲食指引，期能為所有肌肉跟脂肪組織比例失衡的人，找出食療的解方。

減重不難，難在維持

　　研究指出，不論巨量營養素的分配為何，所有低熱量高營養密度的飲食法皆能達到減少體重的效果，但兩年內會復胖一半以上的降低體重，五年內高達80%的體重會回升，甚至有些人會超越剛開始的體重。這種「定點理論」在近年備受重視，且有愈來愈多研究相關機轉的文獻出爐，但始終沒有可以對抗身體回到減肥初始狀態的有效方法。

　　在2017年因肥胖醫學會而有幸聽到微菌（Microbiota）大師──吳俊穎教授的演講，開拓了我對於肥胖治療的新視野，為何同一飲食對不同人會有不同的效果？為何同樣的營養素對不同人有不同的反應？為何反覆減重的人會一次比一次困難瘦？這些疑問都在微菌的世界得到了解答，也讓我看到預防復胖的一線曙光。

　　有感於肥胖治療在多年來欠缺把臨床實務跟實驗室研究做結合的遺憾，微菌跟飲食又息息相關，因此在吳教授的鼓勵下，決心攻讀陽明大學臨床醫學研究所博士班，從肥胖跟微菌間的研究，搜尋飲食作為橋梁的線索。

「4+2R 代謝飲食法」誕生

在2018年初遭逢失婚跟成為單親媽媽的種種壓力下，支持我最大的動力就是治療肌少型肥胖症的夢想，短短一個月的沒日沒夜，我把懷胎10幾年對於營養跟肥胖專業知識的精華，都濃縮在一個循環食譜裡──「4+2R代謝飲食法」因此誕生。

在這個以實證醫學跟精準醫療為圭臬的時代，每一種微量營養素的補充，或巨量營養素的劑量，我都蒐集跟參考了大量的文獻跟數據。在這當中，食品添加物（Food additives）對於腸道菌相影響的相關研究方興未艾，在許多分數高的期刊都顯示過去認為合法無傷大雅的添加物，居然跟代謝的混亂和菌相的破壞有關，也讓我更重視市面上所有以營養補給為目的的產品，裡面的成分標示隱藏了哪些過去我們沒有注意到的問題。

在美國有97%的基層醫師（primary care physicians）會面對到需要飲食運動介入的過重或肥胖病人，但只有26%的人能提供正確且全面的飲食運動衛教給患者。

幾次在跟女醫師們的閒聊中，談起了自己對於飲食跟營養的看法，也意外得到了許多的迴響，這些來自全台各地的女醫師們，讓我忽然有了一個想法：「我一個人到處苦口婆心的力量有限，何不讓這些女醫師們成為種子，散播正確的飲食觀念給她們周遭的人？」因此接續在高雄及台北辦了兩場分享會，跟更多女醫交流具有實證醫學的飲食跟運動方法後，有超過數百位的女醫身體力行這套「4+2R代謝飲食法」，並回饋

了驚人的效果。也因這樣的緣分結識了小實醫師，身為「急診女醫師其實.」的忠實漫畫粉絲，在小實私下主動表明了身分，並希望將這一個月的奇妙經歷畫成漫畫時，漫畫控的我實在難掩心中前空翻三圈加灑花的喜悅跟感動啊！！

　　身為一個以民眾健康「增肌減脂」為己任的基層醫師，最大的夢想大概就是把腦中的想法訴諸文字，將艱澀的理論付諸漫畫的方式讓民眾更易上手，感謝小實的無私分享跟提案，讓這本堪稱史上第一本兩位女醫合作圖文的《增肌減脂：4+2R代謝飲食法》因此誕生。這本書用深入淺出的文字傳達正確的增肌減脂飲食觀念，圍繞小實醫師可愛幽默的畫風，介紹在產後經歷「4+2R代謝飲食法」一個月跟維持期三個月的心路歷程跟趣事，希望陪伴讀者用輕鬆的方式，將健康生活型態的意識自然融入到生活中。

　　感謝「4+2R代謝飲食法」誕生的過程中，所有指導過我幫助過我陪伴我的師長、家人跟朋友，尤其是我親愛的兩個孩子，是我最大的動力。也感謝跟我相濡以沫的微菌夥伴們，讓我能有機會接近人類的終極肥胖解方。希望促進全體人類健康的飲食，能夠帶來生活品質的提升，讓正確的觀念散播，讓健康的飲食習慣跟腸道菌相，能夠代代傳承下去。

可以長久不復胖的神奇健康減脂法：「4+2R代謝飲食法」

　　我本來並不認識允兒醫師，但卻早早就從女醫同事們的口中，聽說了這位「很厲害」的醫師。

　　「哪可能有這麼神奇的事？」這是我一開始的想法。怎麼可能會有只要一、兩個月，每個人都能瘦掉好幾公斤「純脂肪」的這種「奇蹟」，還有朋友甚至自嘲是「蛋白粉神教的信徒」，總覺得半信半疑。

　　但生完兩隻小鬼之後八個月，明明一直有餵母奶，卻怎麼也回不到懷孕前的體重（OS：什麼餵母奶會瘦都是騙人的），於是開始研究網路上流行的「減醣」、「間歇性斷食」什麼的，試了一個月，不但沒瘦，還餓得七葷八素、狂冒冷汗。

　　終於有一天，我鼓起勇氣在FB上試著跟允兒「搭訕」，結果，允兒醫師很快回訊息跟我聯絡了，非常親切又乾脆！

　　本來我的預設目標是半年慢慢達到五公斤（其實只要四公斤就回到產前體重了，但女人都是貪心的，you know），結果允兒醫師非常阿沙力地說，「五公斤啊，一個月就可以了！」這。也。太。神。奇。了！！！！！然後，結果就是大家看到的，一個月，僅僅一個月，我就瘦了6.7公斤的純脂肪，而且生理期都準時報到、生理痛也沒再發生過，即使是兩年後的今天，也完全沒有復胖的跡象！這不僅僅是我個人的經驗，還聽說有朋友家的長輩長年的膝蓋痛吃了4+2R也不藥而癒呢！

　　這麼好的方法怎麼可以不介紹給大家？

　　跟允兒聊到這個想法，她也欣然同意！於是，這本我跟她的「孩子」，就出生了！（開心灑花）

　　最後也要謝謝總是答應我任性要求的超專業資深編輯何錦雲小姐，第一時間就接下除了寫文跟畫圖以外的所有麻煩事。在此致上無限的感謝。

第一章

脂肪、肌肉與骨骼，和你想的不一樣

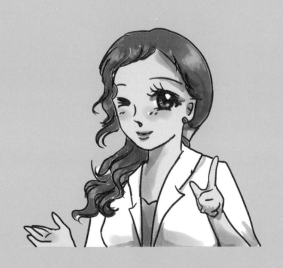

身體組成與腸道菌，
決定生理年齡和健康

　　台灣在2018年正式進入65歲以上高齡者占總人口14%的「高齡社會」，預計在2026年就會進入20%高齡者的「超高齡社會」，比起花了11年的日本、14年的美國跟51年的英國，台灣老化的速度堪稱「超英趕美」。

　　從身體組成來看，台灣人罹患肌少症、肥胖症跟髖部骨折發生率都是全亞洲第一！顯示國人對於急速老化相關的併發症認知跟預防都有待加強，而且刻不容緩。根據2016年美國臨床內分泌醫師協會（AACE）和美國內分泌學會（ACE）在年會上，聯合發布肥胖的新定義為「過多脂肪造成的慢性疾病（adiposity-based chronic disease,ABCD）」，跟肌少症（Sarcopenia）或是骨肌減少症候群（Osteosarcopenia）一樣，都是身體組成比例失衡導致的慢性發炎狀態，會衍生出代謝症候群（血糖、血壓、血脂等異常）或脂肪肝等代謝異常相關疾病。

　　我們的身體組成與先天基因、後天環境和生活習慣有著複雜的連動關係，單就老化而言，隨著年齡增長，身體組成會有如下變化：

● 脂肪：從 20 至 25 歲開始緩慢增加，直到 65 歲趨緩，而且分布上會越來越集中在腹部及內臟，且開始浸潤在肌肉跟骨骼間。

● 肌肉：25 至 30 歲到達顛峰，在 40 歲之後，以每 10 年 8% 的速度在減少，到 70 歲時肌肉量減少約 20% 至 40%，再以每 10 年 15% 的速度減少。

● 骨骼：35 歲後骨質每年以 1% 的速度流失，50 歲以後開始急速下降，骨轉換率隨著年齡的增加而增加，而且存在男女差異，女性在停經後

的 5 至 7 年間，可能會流失高達 20% 的骨量，之後繼續以每年 0.5% 至 1% 的速度增加損失（若存在某些不利的潛在或固定條件會更快）。男性則是在 65 至 70 歲開始跟女性的流失速度相同，約每年 0.5% 至 1% 下降速率。

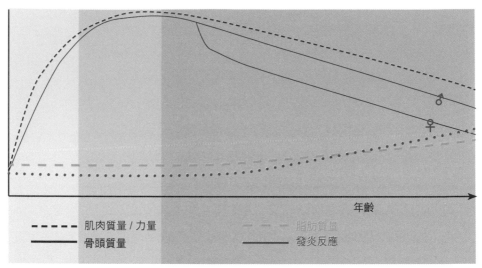

肌肉、骨骼和脂肪組織伴隨衰老引起的低度慢性炎症示意圖

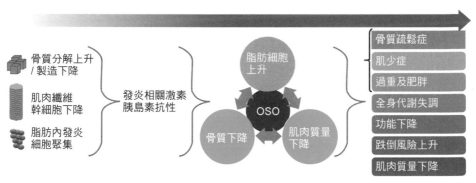

骨肌少肥胖症（OSO）從細胞層次改變到臨床表現的進展

　　骨肌少肥胖症（Osteosarcopenic obesity，以下簡稱OSO）綜合症描述了骨骼、肌肉和多餘脂肪的同時惡化，導致功能減退和全身代謝失調。這三種問題集結有共同的變化：賀爾蒙失調、發炎細胞激素增加、功能減退。而來源與腹部（內臟）、骨骼和肌肉中的異位性脂肪（ectopic fat）的增加，刺激發炎前驅細胞激素的分泌，造成骨質與肌肉質量流失加快，造成活動力減少有關；如此惡性循環下去，肌少型肥胖症併骨鬆將是未來人類失能的首要原因。

　　目前研究總結發現，50歲以上的骨肌少肥胖症病人都有幾個共同點：維生素D缺乏、較低營養品質（lower diet quality）的飲食、較高致發炎指數飲食（higher dietary inflammatory index）、脫水、慢性壓力，以上因素造成身體持續呈現發炎狀態，而惡化了骨質肌肉流失跟脂肪增加的現象。2015年的研究發現，高齡者貧瘠的腸道菌相（Microbiome）、腸道微生物多樣性的下降，影響了這一連串骨鬆、肌少跟肥胖的過程。

　　總結了迄今為止的OSO研究，2019年的研究審查並提出了用於研究目的的修訂標準，包括評估男性和女性內臟脂肪的定義標準。最後，將營養介入和身體活動建議合併到治療的規劃中，可望在未來的研究中得到驗證，並且也可以應用於預防性管理，而這研究缺乏了腸道菌相關的考量，也是我們希望在未來能夠更加強的部分，畢竟飲食的營養吸收跟腸道菌和其產物，是密不可分的。

　　而相關治療部分除了營養的介入，運動也十分重要。肌肉在30歲左右高峰，年齡增加後無論第一型（紅慢肌，後簡稱慢肌）或第二型肌纖維（白快肌，後簡稱快肌）都會持續衰退，以跑步的持久力來說，在50歲後快肌跟慢肌的需求比例開始逆轉；老年人要有較好的運動表現，關鍵是第二型肌纖維。因為主導爆發力的快肌，會在肌肉幹細胞刺激下降後，生合成的量也會急速下降，這跟「肌力減退」的診斷標準不謀而

合，因此高齡者還是需要中高強度以上的有氧加無氧運動才能減緩這樣的衰退。

　　高齡化社會在年輕時就要積極降低未來失能風險，因此真正的「內在抗老」或凍齡，其實只有三要素：回復到25至30歲時的「身體組成」、降低身體的「發炎度」和維持「豐富多樣性的腸道菌相」，這三者都可以藉由飲食跟身體活動達到，也是我致力的方向。接下來的章節就帶大家層層剖析如何內在抗老、減脂增肌、建立平衡腸道菌相。

忘了 BMI
——真正該在意的，是身體組成

　　關於過重及肥胖的定義，身體質量指數（BMI）一直是國際公認的依據，但卻忽略同體積的肌肉比脂肪還要重，有時單看體重不能代表一個人的健康指標，在 BMI 及存活率的研究中出現的「J point」，表示 BMI 過低和過高時死亡率都會上升，暗示有比體重本身還更重要的因素決定了健康。

體位定義	身體質量指數（BMI）（kg/m2）	腰圍（公分）
體重過輕	BMI < 18.5	
健康體位	18.5 ≦ BMI < 24 未來疾病風險 & 整體死亡率最低點：18.5 ～ 22	
體位異常	過重：24 ≦ BMI < 27	
	輕度肥胖：27 ≦ BMI < 30	
	中度肥胖：30 ≦ BMI < 35	男性：≧ 90 公分（35.5 吋） 女性：≧ 80 公分（31.5 吋）
	重度肥胖：BMI ≧ 35	

衛生福利部公告以身體質量指數與腰圍評估體位之建議切點（2013 年）

「肌少症」的定義為肌肉質量的減少及肌肉功能（肌力及生理活動）的降低。歐洲老年肌少症研究小組（EWGSOP）在2018年更新了肌少症的定義，從以「肌肉的質量」下降，改成以出現「肌力減退」為懷疑肌少症的標準。因為質量本來就容易隨著年齡下降，但肌力跟預後有十足相關，若合併肌肉質量減少則為確診；再加上身體活動能力下降屬於嚴重的肌少症。

　　第五屆亞洲衰弱與肌少症國際研討會在2019年10月（Asian Conference for Frailty and Sarcopenia）舉行，亞洲肌少症工作小組（AWGS）正式發表亞洲肌少症診斷標準更新，更新後的診斷標準主要加入社區及自我評估的部分：以小腿圍量測，若男生小於34公分、女生小於33公分，搭配SARC-F問卷（大於等於四分）或是SARC-CalF（大於等於11分）評估，三者任一項異常，就需要到社區與基層醫療場所進行包括握力和起立坐下五次的肌力評估，若握力小於男性標準28公斤、女性標準18公斤，或起立坐下五次時間大於等於12秒，都要懷疑是肌少症，並建議到大醫院進行雙能X光吸收儀或經核磁共振驗證過相似度高之生物電阻分析儀（Bioelectrical Impedance Analysis,BIA）檢測，來確認肌肉質量才足以確診為肌少症。

　　可以利用肌肉減少與否及肥胖與否交叉配對，分為正常、單純肥胖、單純肌少、肌少型肥胖四種表型。而最令人擔心的就是「肌少型肥胖症」有逐年增加的趨勢，尤其好發在看似不胖甚至偏瘦的女性身上（也就是所謂的「泡芙人」）。

　　肌肉減少伴隨著身體脂肪的增加，當脂肪堆積在肌肉組織間、腹部臟層以及器官上，便會加劇胰島素抗性及降低身體利用糖分的能力，使代謝變慢。這樣的身體組成的改變和許多代謝相關疾病有關，例如：肌少症是脂肪肝的獨立危險因子！肌肉的減少跟年齡、性別、遺傳（四肢細長者為高危險群）有關，但後天的飲食習慣（蛋白質的攝取）和環境

（阻力訓練）可延緩甚至逆轉肌肉的流失。

性別	正常範圍體脂率		脂肪比例過多	理想不易復胖體脂率範圍	正常四肢骨骼肌肉質量指數（SMI，以 BIA 量測為例）
	<30 歲	≥30 歲			
男性	<20%	<23%	>25%	6%～16%	>7 kg/m2
女性	<24%	<27%	>30%	14%～24%	>5.7 kg/m2

參考來源：中華民國肥胖研究學會／2013 亞洲肌少症肥胖研究學

　　亞洲人肌少症定義的困難點，在於肌肉質量少所以身體質量指數（BMI）普遍比歐美低。而且一般來說，肌肉少的定義標準應該要跟骨鬆一樣，是用最好的年輕人的狀況當基準值來對照。但是，現今亞洲阿嬤的肌肉卻往往比亞洲年輕妹妹多，我推測原因跟錯誤的減肥方式，還有年輕人愛美所以少吃、怕黑所以少曬太陽，又沒有補充維生素D有關。

　　因此，同時合併肥胖症（以體脂肪過高作為切點比BMI更準確）跟肌少症（以肌肉質量為主）的「肌少型肥胖症」（sarcopenic obesity,SO）的診斷，已不再是老年症候群的專利。在我的門診常有看起來體態正常甚至偏瘦的年輕女性，肌少症的情形比看起來有福態的高齡女性還要嚴重。因為不當的飲食習慣跟減肥方式，導致肌少症在台灣的確有年輕化的趨勢，有越來越多年輕美眉比高齡者有著更低的肌肉質量，導致脂肪肝、代謝慢、易胖體質等問題。

　　近年來老年醫學相關的研討會議，在肌少症的作用強調更多營養素跟飲食的攝入，但可惜的是未能針對腸道菌在高齡者的影響和老化的相對營養素的吸收下降等問題有更深入的探討。

　　肌少症要多吃蛋白質是確定的（目前的建議攝取量是最少一天攝取體重[kg]的1.2至1.6倍的蛋白質克數[kg/g/d]），要輔助阻力訓練也是確定的，但蛋白質的質（植物性或動物性）跟吸收代謝的問題還尚待釐

清。腸道菌若無法有效利用、產生抑制肌肉降解反應的胺基酸（例如
β-hydroxy-β-methyl butyrate〔HMB〕，白胺酸Leucin的代謝產物）、
產生促進肌肉生長的激素，吃再多的蛋白質也是沒有用的；所以多年來
大家執著於吃的質跟量，卻沒有實際找到針對「吸收」的解決方法，這
或許是肌少症治療一直有點原地踏步的原因吧。

評估項目	詢問內容	分數
肌力	對您來說，拿起或搬動五公斤重（約兩個炒菜鍋）的物品會感到困難嗎？	
	沒有困難	0
	有一些困難	1
	很困難／無法完成	2
步行輔助	您走過一間房子會感到困難嗎？※	
	沒有困難	0
	有一些困難	1
	很困難／需要使用步行工具／無法完成	2
從椅子上起身	您從床上或椅子起身會感到困難嗎？	
	沒有困難	0
	有一些困難	1
	很困難／沒有他人幫助時無法完成	2
上台階	您走上十個台階會感到困難嗎？	
	沒有困難	0
	有一些困難	1
	很困難／無法完成	2
跌倒	過去一年中您跌倒過幾次？	
	沒有跌倒	0
	一至三次	1
	四次或以上	2

◎總分達4分以上，代表可能已有肌少症。
※ 注：是指房子與房子的棟距。

血脂肪 vs. 皮下脂肪 vs. 內臟脂肪

　　門診時，為了要瞭解一個人的飲食對身體的影響，我會交叉比對每個人的血液報告、體脂肪跟內臟脂肪的數據。很多體脂低的人膽固醇報告卻出現紅字或有極高的內臟脂肪；也有內臟脂肪正常但體脂率偏高的人；可見這三處的脂肪分布其實來源跟代表的意義不盡相同。在此章節我會讓大家一次瞭解其中的差異以及跟目前研究實證顯示的治療方式。

● 血脂肪報告代表的意義

　　血脂肪的變化是一個非常複雜的生理學現象，經由飲食、微菌和肝臟（gut-liver axis）之間交互作用而維持著生理的動態平衡，不同的基因、身體組成、年齡性別、基礎膽固醇數值、腸道菌叢狀態等都會影響。所以不同個體即使吃了一樣的飲食，抽血檢驗的數值短期不見得會有相同的消長，但長期可能會有同樣的趨勢。要看懂血脂肪報告，就要先搞懂膽固醇的生化的故事，以下用深入淺出的方式，讓大家方便理解跟記憶。

　　膽固醇的故事要從食物說起，我們吃進去的每一口食物都可視為供應身體各處的原料。在進入消化系統的胃腸道有數以兆計的微生物（microbiota）小工人們，他們努力的把碳水化合物、油脂跟蛋白質這些大型的營養素分解成更小的分子，其中油脂在血中會以五種形式存在：

1. 三酸甘油脂（Triglyceride，簡稱 TG）
2. 磷脂質（phospholipid）
3. 膽固醇（cholesterol）

4. 膽固醇脂（cholesterol ester）

5. 游離脂肪酸（free fatty acid）。

　　人體有個「脂蛋白公司」專門提供交通工具，來幫忙身體運送油脂，依磷脂質、車體大小、蛋白質零件（apolipoprotein）、所運送的油類（TG還是膽固醇）分成五種車型：chylomicrons（乳糜微粒）、VLDL（極低密度脂蛋白）、IDL（中密度脂蛋白）、LDL（低密度脂蛋白）和HDL（高密度脂蛋白）。大家應該還記得國中理化教過的質量／體積＝密度，所以高跟低密度脂蛋白車子顧名思義，就是所含蛋白質越多（肌肉比脂肪重應該不難理解）、車體越小，其密度越高，反之亦然。

（主要車型及送貨起訖點如下圖所示）

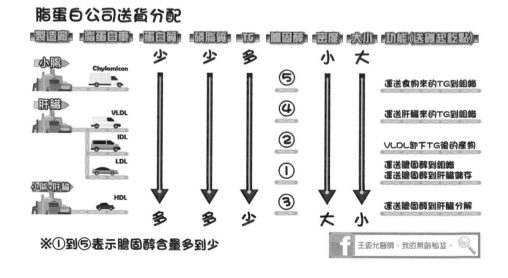

　　至於詳細路線，如下圖所示，小腸會把處理好的TG（外源性TG）由乳糜微粒車經過微血管先發包到組織跟脂肪細胞，卸下大部分的TG（分解成脂肪酸在脂肪細胞儲存及甘油回到肝臟作為葡萄糖的原料）後，載

著用剩的回到肝臟。

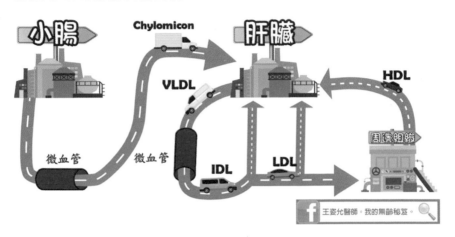

脂蛋白公司運送交通路線

小腸　Chylomicon　肝臟　HDL　VLDL　微血管　微血管　IDL　LDL　周邊組織

f 王姿允醫師。我的無齡秘笈。

　　肝臟是身體的物流中心，主要生產線是負責製作及回收膽固醇（身體有三分之二的膽固醇由肝臟製造，另外三分之一來自飲食），也有個副生產線偶爾生產個TG（內源性TG）；肝臟會依上游原料與下游組織間的供需，決定要合成多少的TG和膽固醇來平衡，並決定要派哪種車出去。我們的細胞膜、膽汁、賀爾蒙與維生素D的製造都需要膽固醇的參與（所以量太少身體也會出問題）。

　　門診時常會為了讓病患秒懂，直接用「壞膽固醇」來稱呼LDL-C（低密度脂蛋白濃度），「好膽固醇」稱呼HDL-C（高密度脂蛋白濃度），其實有失公允。在我看來，數字所代表的只是肝臟與組織之間，是出貨／回收的膽固醇的濃度，其實高低密度脂蛋白本身無好壞，只是功能不同而已。會有紅字，就代表著供需失衡，過多過少都會，所以要細問來龍去脈，例如：

1. 飲食內容（原料太多，油與糖都是；蛋白不足，缺乏原料做車子）。

2. 生活習慣（喝酒、用藥造成工廠的負擔，處理效率下降、正進行肌肉訓練者）。

3. 個人病史（肝臟疾病導致車子產量下降）、家族史並對照過去的報告數值。

由以上資訊推測過高的 TG 或膽固醇是因為「外源性」抑或是「內源性」，方能做出正確的判斷與解釋。

我在門診遇到一個個案體脂率非常低，而且飲食也都一直持續以低脂為主，也有吃適量的膽固醇食物，但是卻有低密度膽固醇升高，出現紅字的現象，一問之下才發現他最近的重訓量有提高；在《老年學雜誌》（*Journal of Gerontology*）發表的一項研究中，針對52名60至69歲平常不太運動的年長者進行檢查，發現在受試者做了相當活躍的鍛鍊之後，觀察到低密度脂蛋白膽固醇濃度跟肌肉的增加有正相關，推測是組織需要構成肌肉的原料需求增加，所以加開了不少車子。因此在判讀報告上，不要看到紅字就開槍，還是要細問各項生活史。

怎麼判斷膽固醇是外源性還是內源性

我們在抽血報告上看到的LDL-C或HDL-C，代表的其實是這些車子加總起來運送的油總量，車子的多少、哪種車型、上面的油是滿載還是空車，其實報告上是看不出來的，但都與心血管疾病息息相關。讓我們更深入瞭解一下低密度脂蛋白（LDL）與高密度脂蛋白（HDL）這兩種車型，LDL是主要運送膽固醇到組織的油罐車，可用賓士B class（與乳糜微粒、VLDL、IDL一樣都用Apo-B零件，LDL的是Apo B-100）來方便記憶，放油的空間多，依大小分為較大的貨車（Large LDL pattern A）和較小的機車（small LDL pattern B）。

大型的貨車不太會開進巷子裡，都是走康莊大道，穩穩地運送一

桶桶的油；而體型較小的機車會在馬路上蛇行，鑽進巷子（血管）裡，兼沿路滴油、造成油脂遇空氣變成氧化劣油（粥狀斑塊）破壞路面。因此，比起油送出去的總量（LDL-C），車體大小才是會不會擾亂交通秩序的關鍵。

所以我們看到的LDL-C（膽固醇總體的濃度）真的無法代表粥狀動脈硬化的風險，而是要看LDL-P（LDL particle number，顆粒的數量）和車子的大小來判斷。舉例來說，圖一的大貨車有三輛（LDL-P=3），每輛車上載的油加起來是9桶×3=27桶油（LDL-C=27）；另外有十部機車（LDL-P=10），每部車上只能載1桶，1×10=10桶油（LDL-C=10），雖然抽血報告上看起來是後者的總體LDL-C比較低，但後者的LDL-P不但比較多，而且都是會闖禍的機車，易造成心血管疾病的機率是前者的好幾倍。

運送膽固醇到組織的車種分配

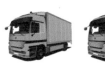
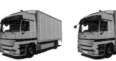

大貨車三輛（**LDL-P=3**）
每輛載油 **9** 桶 **X3=27**（**LDL-C=27**）
專行駛在大路上，穩穩地運送一桶桶的油

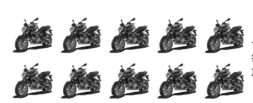

十部機車（**LDL-P=10**）
每部載油 **1** 桶 **X10=10**（**LDL-C=10**）
專行駛在小巷裡，橫衝直撞沿路滴油

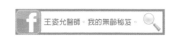

圖一

研究發現，LDL-C很低的人中有30%至40%還是會發生心肌梗塞，這些人擁有升高的LDL-P，解釋了為何傳說中「越低越好的壞膽固醇」已經

很低了還是會發生心血管事件的原因。因此，個人認為，單純看LDL-C是不夠客觀，應該要判斷顆粒大小和數量才能準確評估風險。

而HDL是廢油回收車，可想成A class（裡面的零件比較多，以apo A-1為主，還有其他Apo As），依車體大小分為跑車2系列（車體：HDL-2b＞HDL-2a）和腳踏車3系列（車體：HDL-3a＞HDL-3b＞HDL-3c），想當然爾，跑車底盤低、速度快，運送能力就比龜速又弱不禁風的腳踏車強多了。有些HDL-C天生很高的人（高密度脂蛋白血症Hyperalphalipoproteinemia，HALP），其實要考量是不是含有一些無功能的腳踏車在裡面，故HDL-C的數值雖高，其中最大台、有膽固醇回收功能的HDL-2b需占大多數，才是真正可以降低心血管疾病的風險。

HDL有很厲害的兩個配備：LCAT（Lecithin cholesterol acyltransferase，膽固醇醯基轉移酶，記法：膽固醇吸機轉移器）和CETP（Cholesteryl ester transfer protein，膽固醇酯轉移蛋白）。LCAT顧名思義就是把周遭組織剩餘的膽固醇，包括乳糜微粒或VLDL的殘留物全部轉換成能進入肝臟代謝掉的通行證——膽固醇酯（還記得上篇說的油脂有五種形式，其中一種就是膽固醇酯cholesterol ester），使廢油能夠進入肝臟代謝成膽汁排除；CETP則是一個媒介，可以讓LDL司機用自己的三酸甘油脂（TG）來交換膽固醇脂通行證，讓LDL車也能開回肝臟，經肝臟上的LDL-R（LDL車的接受器）將膽固醇回收。

那重要的問題來了，如果沒有錢去做貴鬆鬆的膽固醇顆粒分析檢查，要如何由陽春的報告來判斷膽固醇的顆粒大小？幾個方向給大家參考：

1. TG越高，判斷HDL的顆粒就會比較小，因為HDL的膽固醇脂通行證被B class系列車換光光，就會讓HDL充滿了TG，而降低HDL回收膽固醇回肝臟的空間與能力（所以有一種用來提升HDL-C的藥物就是抑制CETP，避免通行證被其他車換掉）。

我在門診遇過單純TG很高，但是LDL-C卻很低的人，這不是好現象，

表示肝臟運送多餘TG到周邊的能力受阻（在內臟脂肪高的人身上可看到），比起降不下來的LDL，居高不下的TG才更令人擔心。

2. 許多研究顯示，高 TG 與低 HDL-C 代表對血管有害的 Apo-B 脂蛋白系列的上升與小顆粒 LDL（small dense LDL particles）的增加，TG/HDL-C 的數值越高，心血管疾病、代謝症候群與胰島素抗性相關疾病的風險都增高。TG/HDL-C>2 代表開始有較多的小顆粒 LDL 產生，TG/HDL-C>3.8 以上，則小顆粒數量超越大顆粒。另外研究發現若父母的壽命超過 90 歲，就會留給兒子比較大台的 LDL 車子（不易鑽進血管造成硬化），留給女兒的就是比較少的 TG 整體濃度。（也算公平 XD）

　　回到報告的判讀，既然身體有2/3的膽固醇由肝臟製造，另外1/3來自飲食，也有個副產線偶爾生產個三酸甘油脂（內源性TG）；我們在看血脂報告時，要先詢問病人的病史、飲食狀況、生活習慣，再來推測可能是外源性或內生性。

　　肝細胞內的膽固醇須維持一定的需求量，例如膽酸的合成需要肝臟消耗一些膽固醇來製造，以補償膽酸從糞便的流失。所以代償性的膽固醇需求量，會受到低密度脂蛋白接受體（LDL-R）數目與還原酶之間有效調控的影響，這是人體內的膽固醇因而得以維持恆定的機制。以下討論兩種低密度膽固醇出現過高狀況，一個是外源性＞內生性，一個是內生性＞外源性：

1. 外源性＞內生性：

　　不管是何種脂蛋白車子上過多的TG轉成的膽固醇、或周遭組織剩餘的膽固醇（包括乳糜微粒或VLDL的殘留膽固醇），都會由LDL-R途徑引入肝細胞內，數量過多時會再酯化，堆積成脂肪肝，因此高脂、高糖

分（尤其是不經過檸檬酸循環，而是直接由肝臟代謝的果糖最為可怕）飲食等，外來飲食造成的膽固醇過多，此時肝細胞自行合成膽固醇的能力便會下降。當上游肝臟自己節能省電，仍無法抵擋下游的揮「油」如土，就會影響膽固醇的代謝恆定，而造成血中的膽固醇過高的現象。

2. 內生性 ＞ 外源性：

另一種情況常見於低卡路里低油低醣飲食，因缺乏外源性TG與外源性膽固醇，肝臟沒有足夠外來的原料合成膽汁所需要的膽酸與供給組織必需的膽固醇，就會自食其力代償性的趕工製作出膽固醇，並且減少LDL-R對於血中膽固醇的回收，此時有些人會看到以下的暫時現象：

（1）升高的肝功能與反而升高的LDL（加派脂蛋白油罐車送內源性膽固醇到組織）。

（2）降低的TG（工廠主生產線全部集中在製造膽固醇，沒空管副生產線的三酸甘油脂）。

（3）微降低的HDL（組織都不夠用了，怎麼可能派回收車去雪上加霜）。

我稱呼這個現象為肝臟為應付飲食的貧乏而進入的「開源節流」時期，不過在肝臟製造膽固醇的量漸漸達到供需平衡、游刃有餘後，就會解嚴，肝功能的指數就會隨著內源性LDL的數值下降（製造減少），且HDL也會逐漸增加（回收增加）。

但是在脂肪不正常過高的肥胖者身上，這種肝臟平衡膽固醇的機制會被破壞，脂肪組織會造成發炎反應，產生胰島素抗性、干擾代謝脂肪所必需的酵素和賀爾蒙（例如：生長激素、甲狀腺素、可體松）還有破壞和脂肪再吸收有關的腸道微菌（肝臟有70%的血液來自腸道，裡面的微菌大大影響著肝臟代謝脂肪的機制）及降低LDL-R回收膽固醇的能力。

這就是為何，低飽和脂肪和膽固醇飲食，對瘦的人的影響較為明

顯，因為肥胖者：一來，因肝臟對膽固醇的合成速率較快，抑制了肝臟LDL-R的表現，故肝臟對低密度膽固醇的回收減少，二來，多餘脂肪組織產生的發炎因子會增加胰島素抗性的生成，影響正常的脂肪代謝機制。因此，只要能減少脂肪組織的量（尤其是腹部內臟脂肪），就能降低發炎反應、增加胰島素敏感性、改善LDL-R的活性，才能使降血脂的飲食介入發揮它最大的效果喔。

不過胰島素抗性的肥胖者，其瘦肉組織的流失往往也比正常人更明顯。肌肉是參與調控血糖的關鍵，若流失的肌肉多於脂肪，長遠來說會有復食後的血糖偏高而造成脂肪囤積加速的溜溜球效應！所以在降低脂肪的同時，應想辦法保留最多的瘦肉組織，才是健康的長久之計。

用藥物來控制膽固醇不是唯一良方

從以上的介紹不難發現，我對用藥物將LDL-C（低密度脂蛋白膽固醇）降到越低越好這件事一直持保留的態度，除了膽固醇脂蛋白的「質重於量」的原因，另外就是比起LDL-C的數量，我更在乎心血管疾病的隱憂，其實另有其人。例如，糖尿病的患者有超過80%是死於心血管疾病（即使血糖控制在正常範圍），於是大家開始針對血脂肪數據改善，但在降低LDL-C的藥物使用之後，得到漂亮的數字之餘，致血管粥狀硬化心血管疾病（Atherosclerotic cardiovascular disease, ASCVD）的風險卻依然存在。這背後有一群常被忽略的反派角色，就是江湖中名稱很長、早在1990年就被Austin等人所提出、歷史悠久卻在最近才被重視的集團——「Atherogenic dyslipidemia complex（ADC），致動脈粥樣化的血脂異常複合物」。

而這個ADC集團，代表五個現象，常見於胰島素阻抗（insulin resistance）的相關疾病，如糖尿病、肥胖症、代謝症候群等人的身上：
1. 增加的小型 LDL 機車數量。

2. 減少的 HDL 車量與運送回肝臟的膽固醇總量。

3. 增加的三酸甘油脂總體運送量。

4. 除 LDL、HDL 以外的剩餘脂蛋白車（來自肝臟或腸道的 chylomicrons、VLDL、IDL）的增加。

5. 飯後高血脂（postprandial hyperlipidemia）。

　　但要幫膽固醇除罪化，勢必要提到一些商業利益考量影響研究結果的例子。膽固醇被汙名化的開端，始於1967年，美國製糖工業重金贊助哈佛大學，在重量級期刊《新英格蘭醫學期刊》（NEJM）刊登一篇研究結果，把冠狀動脈疾病的飲食成因歸咎於飽和脂肪，從此脂肪與膽固醇成為千夫所指，這研究彷彿為糖製造了完美的不在場證明。而這項業者收買科學家的行動，也誤導此後50年有關營養和心臟疾病的研究。再加上降血脂藥物的研究結果，一面倒傾向將低密度膽固醇（LDL）降越低，越能減少心血管疾病的發生，這一切都推波助瀾地將糖對心血管疾病的影響粉飾太平。

　　直到《美國醫學會內科學期刊》（JAMA Internal Medicine）在2016年底，分析1998年至2010年共3萬名年約44歲的美國人的飲食習慣，發現在排除吸菸、不運動與肥胖後，攝取過多糖分的人（即使是瘦子）罹患心血管疾病早逝的風險，較一般人多出了3倍。也直到近幾年，包括世界衛生組織與美國心臟學會才開始警告，糖分攝食過多可能會增加罹患冠狀動脈性心臟病的機率。

　　膽固醇脂蛋白不但是身體組成的重要原料，還扮演了運輸工具的角色，一輛輛油罐車正常行駛在海濱公路上其實不會有問題，會停下來必定是有交通事故。血管的內皮細胞有損壞時好比地震或土石流事故發生，就會響起一個名為「發炎」的警報，引起諸如警車（巨噬細胞）、消防車（血小板）抵達現場聚集凝結，把破損的地方堵住，防止血液外

流，此時因衝擊而翻覆的LDL油罐車本體，與車上全傾倒在地的油遇空氣氧化後，與一堆斷垣殘壁形成一團路障般的「動脈粥狀硬化塊」（簡直是滿目瘡痍的一場災難），除了路變窄流通受阻，這團塊若塞到心或腦的血管，就造成所謂的心肌梗塞或中風了。因此，膽固醇的堆積只是果，而造成交通事故（血管內皮細胞破壞）的兇手才是因。

找出破壞血管的兇手

臨床上電腦斷層所看到的實際血管鈣化情形，跟血脂報告常常不符合，例如被藥物治療到血脂控制很好的人，卻有很嚴重的鈣化現象；而有些血脂異常的人，卻有著很漂亮的血管樣貌。

這讓我們不禁反思，更多看不到的事情正悄悄發生。

究竟是哪些東西造成血管的破壞呢？講到破壞前，就要先提到血管內很重要的清道夫——內皮型一氧化氮合酶（縮寫eNOS），可以產生一氧化氮（NO）及阻止剛剛提到一連串的「發炎警報」的結果產生，發揮多種血管保護作用。而2018年2月在《高血壓臨床經驗》（*Clin Exp Hypertens*）期刊一篇關於西方飲食對血管的影響實驗，發現在餵食雄性老鼠42週高果糖／高飽和脂肪的飲食後，除了出現高血糖、高血壓、異常血脂的代謝症候群指標（即使老鼠們的體重沒有增加）外，也發現高果糖與飽和脂肪的食物會刺激一個叫做ROCK（Rho-associated protein kinase）路徑的表現以及降低eNOS的表現，造成氧化壓力及血管纖維化，進而使血管的內皮細胞失能及重塑。

而《循環》（*Circulation*）期刊2019年有一篇文章，發現心肌梗塞後（post-MI）跟心臟衰竭（heart failure）患者的心肌修復與腸道菌及其代謝產物有關，透過飲食→腸道菌→代謝產物（短鏈脂肪酸、膽酸等

等）相關途徑，影響了預後。

　　近期提到引起粥狀動脈硬化的重要致病因子，氧化三甲胺（trimethylamine N-oxide,TMAO），就是腸道菌在分解了西方飲食常見的富含肉鹼跟膽鹼的食物後，產生的三甲胺（Trimethylamine,TMA），經由肝門靜脈進入肝臟後即被肝臟細胞的特殊酶氧化而成。這個腸道菌的代謝產物參與了促進巨噬細胞堆積血管壁、抑制膽固醇回收路徑、與增強血小板凝集活性等機轉，導致血管粥狀動脈硬化與血管栓塞的形成。而目前科學家也正積極研究透過調節人體腸道菌來降低體內氧化三甲胺的方法，設法改善心血管疾病的嚴重度與死亡率。

　　除了肉類的代謝產物，糖也會附著在所有蛋白質與脂質上，造成糖化終產物（Advanced Glycation End-product，寫為AGEs）的複合物，使血管老化以及擴大發炎等相關的傷害範圍。

　　整個驚心動魄的故事敘述至此，大家應該瞭解「高飽和脂肪」跟「糖」可以說是心血管疾病最大的始作俑者之一，膽固醇的堆積只是血管受傷與發炎反應的結果（再次強調！如果沒有事故發生，膽固醇運輸車根本不會亂停或翻車！），而如果你的LDL車型剛好又都是容易「雷禪」（台語，意為失速翻車）的小型摩托車，那不用地震，可能一個颱風就路倒油翻面目全非了。

　　那要如何知道自己體內ADC的狀況呢？既然前面提到LDL與乳糜微粒VLDL、IDL一樣都用Apo-B零件，所以測量載脂蛋白B（apoB）的血液濃度也是一個可以瞭解體內ADC狀況的依據。而之前也提到，LDL-P（Particle，顆粒數）比LDL-C（膽固醇總量）更為重要，一些追蹤十幾年的研究也發現，LDL-P比起LDL-C或是Non-HDL-C（總膽固醇扣除HDL運送的膽固醇量）更能預測心血管疾病的發生率，因為越高的LDL-P通常也暗示著小型LDL車體的數量上升。

　　科學家用電泳分析LDL顆粒大小後，以25.5奈米（nm）為界，分

為正常的「A表型人」（Phenotype pattern A）與LDL顆粒較小的「B表型人」（Phenotype pattern B），而B表型人就是心血管疾病風險高的族群。你是A型還是B表型人，取決於先天基因和後天飲食之間的互動，科學家發現有六組相關基因和ADC有關，包括之前介紹過的HDL的厲害配備——CETP（Cholesteryl ester transfer protein，膽固醇酯轉移蛋白），另外還有LPL，APOA5，LIPC，GALNT2與MLXIPL。

早在90年代的營養學研究就有發現「高碳低脂」飲食比起「低碳高脂」飲食更容易讓三酸甘油脂（TG）升高、高密度膽固醇脂蛋白（HDL）降低以及產生較多的小顆粒LDL，意即，造就了心血管疾病高的「B表型人」。在這個105個（87個A型vs.18個B型）健康成人的交叉實驗中，發現有36個原本吃「低碳高脂」（46%脂肪）的A型人，在改吃「高碳低脂」（24%脂肪）飲食六週後變成了B型人。在追蹤研究中，這些剩下的A表型人（不管是吃低碳高脂或高碳低脂）全部改吃「極高碳、極低脂」飲食（10%脂肪），則有1/3的人會變成B表型人。

不過要如何得知，影響的關鍵是碳水化合物還是脂肪呢？2003年一個178人的研究，在脂肪比例差不多的情況下，用蛋白質的增減（15%vs.29%）來比較高碳水（54%）與低碳水（39%）飲食對血脂的影響，發現在吃高碳水飲食的這組有比較高的B表型人盛行率，這研究也證實，碳水化合物就是造成粥狀動脈硬化血脂異常的關鍵。

這個研究把碳水比例分的更細，比較不同碳水化合物比例和飽和脂肪以及體重減輕對脂蛋白的影響。將178個人隨機分派到四種飲食：
（1）54% 碳水化合物＋低飽和脂肪（7%至9%）。
（2）39% 碳水化合物＋低飽和脂肪（7%至9%）。
（3）26% 碳水化合物＋低飽和脂肪（7%至9%）。
（4）26% 碳水化合物＋高飽和脂肪（15%）。

試者在指定的飲食中經歷三週的體重維持階段，然後在相同的飲食上進行每天減少一千卡的為期五週體重減輕階段（隨後的四週體重穩定期）。

結果顯示，低碳的（3）、（4）組別比起高碳的（1）可減少TG、apolipoprotein B、小的LDL脂蛋白及增加LDL的體積，但是在減重過程中，高碳的（1）飲食組隨著體重減輕會有顯著的血脂改善，到最後可能可以追上低碳的組別，這暗示了體重的減輕是獨立於飲食之外、可以改善血脂的關鍵！而飽和脂肪的多寡不管在維持期或減重期都沒有顯著角色。（所以吃生酮飲食會有某些人血脂肪看似改善的現象，是因為極低碳或是減重的效果！並不是因為脂肪吃得多，以毒〔油〕攻毒〔油〕這種概念實際上是不正確的。我認為還是10%至30%的脂肪最符合中庸之道。）

在著名的世代醫學研究*Framingham Heart Study*裡也證實，不管是飽和脂肪、單元不飽和脂肪、多元不飽和脂肪，脂肪種類與量其實對致動脈粥狀硬化脂蛋白表現型（atherogenic lipoprotein phenotype）沒有顯著影響！

不過有個令人在意的地方，就是對於原本就是B表型的人而言，吃低脂高碳飲食反而比高脂低碳更能看到LDL-C的下降。2019年有篇期刊，就是針對53個B表型人對於飽和脂肪飲食的研究，研究分成高飽和脂肪組（HSF；39%碳水，25%蛋白質，36%脂肪，18%飽和脂肪酸）和低飽和脂肪組（LSF；37%碳水，25%蛋白質，37%脂肪，9%飽和脂肪酸），結果發現HSF組的apolipoprotein B、中小型LDL顆粒、總膽固醇與LDL-C的增加，使B表型人增加罹患心血管疾病的機率。

這些不同的人類基因表型跟腸道菌結構的關係，需要更多未來的研究證實，例如有些人的腸道菌吃到紅肉產生TMAO的量是別人的十倍，就比其他人有更高機率因為吃肉而產生心血管疾病。

綜合以上研究小結論：

1. 對天之驕子的 A 表型人來說：高碳飲食容易讓 A 表型人變成易有心血管疾病的 B 表型人，碳水的高低才是影響致粥狀動脈硬化的關鍵，脂肪的攝取倒不是重點。

2. 若你是先天不良或後天失調的 B 表型人：低碳不會讓你變成 A 型，但脂肪對於 B 表型人的影響比較大，尤其是飽和脂肪酸的攝取，所以 B 表型人不適合吃高脂肪飲食，因為特別會有 LDL-C 上升的現象，增加心血管疾病的機率（推測這群人的腸道有較大量可以分解肉鹼跟膽鹼食物變成三甲胺的菌）。

3. 減少攝取卡路里的方式減輕體重能看到血脂的改善，而且獨立於飲食之外，但是目前研究都是以週為單位，長期的心血管疾病的發生率還需要更長期的飲食介入追蹤研究來佐證，何況減輕體重的手段是否健康，比減輕體重本身更為重要。

　　不知道自己是哪一型的沒關係，保險的吃法就是高纖維低碳水、低飽和脂肪酸、適度的單元和多元不飽和脂肪酸、優質的足量蛋白質攝取，讓你遠離心血管疾病喔！

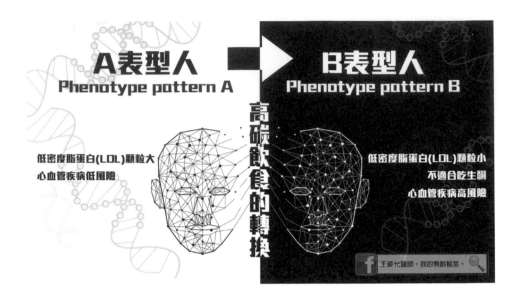

A表型人
Phenotype pattern A

B表型人
Phenotype pattern B

高碳飲食的轉換

低密度脂蛋白(LDL)顆粒大
心血管疾病低風險

低密度脂蛋白(LDL)顆粒小
不適合吃生酮
心血管疾病高風險

王姿允醫師。我的無齡秘笈。

● 無處不在的脂肪

　　前面提到，總體脂肪（Total fat mass）本來就是會隨著年齡不斷增加的組織，而且分布改變。關於身體的脂肪量，分成必需脂肪（essential fat）和非必需脂肪（nonessential fat），或稱為儲存脂肪（storage fat）。必需脂肪是維持正常的生理和生物學功能所必需，存在於骨髓、大腦、脊髓、細胞膜、肌肉和其他內部器官中。男性的必需脂肪含量約為男性總體重的2-5%，女性約為10-13%的總體重，因女性哺乳或是生育都需要更多的脂肪儲備量。而我們常講的「皮下脂肪」其實是非必需脂肪，通常位於皮膚下方。而非必需脂肪具有三個主要功能：

（1）維持體溫。

（2）休息和運動期間的能量供給。

（3）保護與支持內臟。

　　而這種非必需脂肪若出現在腹腔內臟周圍，則稱為內臟脂肪（visceral fat）。與年輕人相比，老年人往往有較少的皮下脂肪，與較多的內臟脂肪，顯示脂肪分布位置的改變與年齡相關。

　　當我們在「增肥」的時候，主要透過兩種方式累積「儲存脂肪」的量，而儲存的形式就是前面血脂肪提到的三酸甘油脂（TG）：

（1）脂肪細胞肥大（hypertrophy）：填充現有的脂肪細胞（adipocyte），
　　　數量不變，體積增加，從「小油滴」變成「大油滴」。

（2）脂肪細胞增生（hyperplasia）：形成新的脂肪細胞。數量增加，體
　　　積不變，分裂出「很多小油滴」。

　　從出生到成年，脂肪細胞通常會同時增加大小（肥大）和數量（增生）。肥胖成年人通常擁有600至1000億個脂肪細胞，而非肥胖成年人則具有30至500億個脂肪細胞。先前的研究發現，脂肪細胞的數量在生命的第一年顯著增加，青春期才增加快速，最大數量在成年時期大致底定。不過目前的證據表明，脂肪細胞的大小和數量在任何年齡均可增加，脂肪組織有許多幹細胞，所以成年變胖的人脂肪細胞通常可變大外還可以變多，「小」的脂肪細胞對胰島素比較敏感，瘦的人變胖時傾向製造這種「小油滴」；胖的人會傾向讓脂肪細胞體積變得更大，而這些「大油滴」對胰島素比較不敏感，而且會分泌發炎物質而吸引巨噬細胞，惡化胰島素抗性相關的疾病與啟動發炎反應。一旦脂肪細胞發育，它便是永久性的，飲食控制可以讓「大油滴」變成「小油滴」，「縮小」體積但卻減少不了「數量」，只能通過抽脂術或非侵入性的冷凍／隔空溶脂來去除。

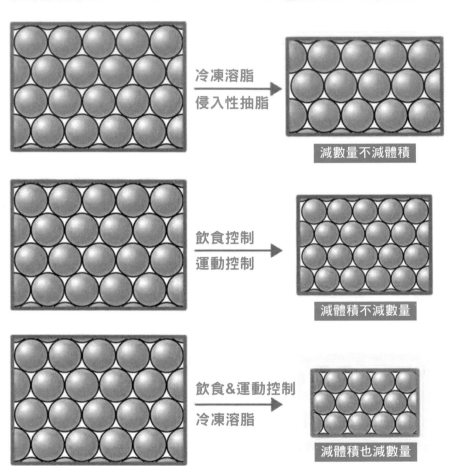

 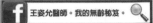

冷凍溶脂
侵入性抽脂 → 減數量不減體積

飲食控制
運動控制 → 減體積不減數量

飲食&運動控制
冷凍溶脂 → 減體積也減數量

　　再來談談與疾病比較相關的「內臟脂肪」。用門診的生物電阻分析儀（BIA）算出的內臟脂肪數值，是由腹部電腦斷層掃描影像的內臟脂肪面積大小分為30個階段，再由每台儀器的公式導出。男女正常的內臟脂肪數值分別為4～6和2～4，若數值在10～14可能有脂肪肝的問題，而超過15以上則為危險，需趕快進行飲食控制及就醫評估代謝疾病風險。

　　台灣有近1/3的人有輕重度不一的脂肪肝，很多人只在意腹部可以捏出的一團肥肉，殊不知捏不到的深層內臟脂肪，其實遠比皮下脂肪還要更可怕。門診中遇到許多運動員體脂率正常或偏低，卻有著異常高的內臟脂肪，顯示內臟脂肪與飲食的關聯遠大於運動；有許多飲食吃得清淡、低卡且不碰油炸的人，卻因嗜吃水果與喝酒而有較高的內臟脂肪，可見內臟脂肪比起熱量，食物的種類之於肝臟的代謝較有高度相關。

　　身體在靜止或隔夜空腹的狀態主要氧化的原料就是脂質，主要是釋出「非酯化游離脂肪酸」（NEFA）和由骨骼肌釋出的三酸甘油脂TG-FA。對，你沒看錯，我們的肌肉裡面有肝醣也有脂肪，稱為「肌細胞內脂肪」（intramyocellular lipid），皮下脂肪的NEFA釋出的速度與肝臟分泌的極低密度膽固醇脂蛋白（VLDL-TG）會影響我們空腹血中三酸甘油脂的濃度，而肌肉的脂肪堆積會干擾骨骼肌對於葡萄糖的氧化與利用，而導致了「周邊的胰島素抗性」，造成「飯後血糖」的升高，而肝臟的脂肪堆積則是造成「肝臟的胰島素抗性」，影響了「空腹血糖」的升高。其實糖尿病的發生很多都是從周邊肌肉的糖分代謝出問題（飯後血糖高），後來變成肝臟這個中央工廠出問題（飯前血糖高），當健檢看到空腹高血糖時，或許已有一段時間的飯後血糖異常。

　　罹患糖尿病的人，會呈現「皮下脂肪變少」但「內臟脂肪與肌肉內脂肪增加」的情況，顯示胰島素抗性不斷增加，而內臟脂肪釋出的NEFA會極快的經門脈循環而進入肝臟，直接影響肝臟代謝而使血糖與胰島素抗性上升，因此導致糖尿病的惡化。

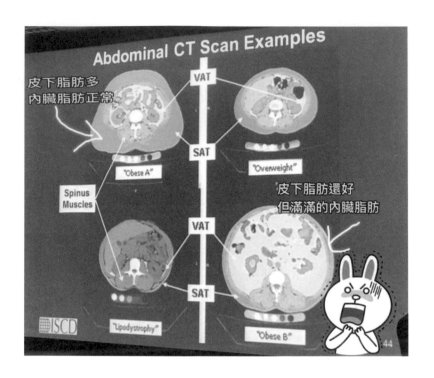

　　圖示為腹部電腦斷層的影像，左上角那個是日本相撲選手，其實皮下脂肪（subcutaneous adipose tissue,SAT，顯示為深色）很多但內臟脂肪（visceral adipose tissue,VAT，顯示為亮白色）很少喔！反倒是台灣的胖子都是右下角，SAT很少，但滿滿的VAT。其實相撲選手胖久了也會變右下角那樣，因為肥胖者每單位皮下脂肪組織釋放NEFA的速度會變慢、傾向儲存，所以短時間內把自己大量吃胖的相撲選手，皮下脂肪累積快速，但不一定會有內臟脂肪，而這些脂肪細胞釋放的發炎因子（例如IL-6、TNF-α）久了會導致胰島素抗性，肌肉無法代謝的葡萄糖於是丟給肝臟，增加了肝臟的負擔，葡萄糖的氧化不良造成脂肪浸潤在肝臟的情況越來越嚴重，更不用說大腦與血液都不太用的果糖（來自水果最多），直接給已經分身乏術的肝臟致命的一刀！所以說，吃水果雖然不會造成「皮下脂肪」，但卻會造成「內臟脂肪」增加，內臟脂肪比起皮下脂肪對健康的

影響更鉅。（詳見第四章〈水果的甜蜜陷阱〉一節），所有含「高果糖」的補給飲（鋁箔包那種）或水果，對於脂肪肝的人來說無疑是提油救火！即使不菸、不酒、不熬夜，沒慢性肝炎又飲食清淡，光是「肌少症」與「糖分攝取過多」這兩件事，就足以造成脂肪肝，演變成日後的肝硬化（30%）和肝癌（0.5%），因此台灣的水果請視為甜點，謹慎食用。

另外內臟脂肪與腸道微菌也有直接相關，研究發現，非酒精性脂肪肝病變患者的腸道菌有豐富度變少的現象，且異常的腸道菌導致代謝產物「苯乙酸」（phenylacetic acid）生成，經由肝門靜脈進入肝臟及血液，促進脂肪肝的產生，加速肝臟發炎且進展至纖維化與肝硬化。因此從飲食與腸道菌著手治療內臟脂肪，也是很重要的課題。

既然內臟脂肪（VAT）與肌肉內脂肪（IMAT）比皮下脂肪（SAT）有更強的胰島素抗性，而且在電腦斷層上的長相也不一樣（顯示有更多的大油滴脂肪細胞、血管與神經還有發炎細胞），那要如何有效降低內臟脂肪呢？過去研究對於運動和飲食對內臟脂肪的減少都是「有幫助」，但是其中機轉與「減重行為介入」有關，還是有其他更複雜的因素？怎麼做才能有最大的C/P值，輕鬆減去內臟脂肪呢？

過往研究很大的限制是，缺乏人數夠多的隨機對照實驗，所以我整理出比較有可信度的來一一釐清。

Q1. 可以靠運動消除內臟脂肪嗎？

Ans：首先來看2013年針對「純運動對有內臟脂肪的過重及肥胖病人的影響」的系統性文獻回顧與綜合分析（Systematic Review and Meta-Analysis），結論是：要靠「純運動」消除內臟脂肪，至少要到「中等至高強度費力有氧體能活動」（moderate-to-vigorous physical activity,MVPA）才會有用（定義：每天至少30分鐘，每週至少5天，共150分鐘，VO2Max最大攝氧量約60%），而無氧運動對於內臟脂肪是沒

有幫助的。

Q2. 如果時間有限，像 Tabata 那種高強度間歇性運動（high-intensity interval training,HIIT，即 VO2Max 最大攝氧量大約 90%）可以嗎？

Ans：2017年一個針對52位18至22歲年輕人歷時12週的介入研究（BMI ≥ 25 kg/m2，體脂率≥ 30％）顯示，每天持續長時間運動，與4分鐘的HIIT對於消除SAT和VAT效果是差不多的。（請注意高強度間歇性訓練並非人人都適合喔！）

Q3. 如果不想運動，那可以只注意飲食就好嗎？

Ans：2009年一個很有意思的隨機分配介入型研究，探討79位肥胖者飲食控制減重時，有無加入有氧運動對內臟脂肪的影響，很棒的是，還用核磁共振（MRI）精細的分析了皮下脂肪（subcutaneous abdominal AT,ASAT）、內臟脂肪（visceral abdominal AT,VAT）、臀股周圍脂肪（gluteal femoral AT,GFAT）、肌細胞內脂肪（intermuscular adipose tissue,IMAT）還有全部脂肪（fat mass,FM=ASAT+VAT+GFAT+IMAT），而結果有點令人意外喔！

這個研究分成四組：

i) 純運動（EXO），無飲食限制 12 週。

ii) 純低熱量飲食（DIO），8 週極低熱量飲食（600 大卡／天）＋ 4 週維持體重飲食。

iii) 低熱量飲食加上運動（DEX），8 週極低熱量飲食（800 大卡／天）＋四週體重維持飲食結合 12 週的運動。

結果發現：

1. 純運動組（EXO）減少的體重遠遠小於純飲食（DIO）和飲食＋運動組（DEX）（-3.5％ vs.-11 ～ 12％，P<0.01）。

2. 純運動組（EXO）降低的皮下脂肪（ASAT）與內臟脂肪（VAT）、臀股周圍脂肪（GFAT），也是遠少於純飲食（DIO）和飲食加運動（DEX）組（-14～18% vs.-30～37%；P＜0.01）。

3. 肌肉內脂肪（IMAT）在純運動組沒有顯著意義的下降（-2%），但其他兩組有（-7～11%）。

4. 純飲食（DIO）與飲食加運動組（DEX）比起純運動組（DEX）減去的全部脂肪（FM）中，有更高比例的內臟脂肪（16% vs. 27～31%，P<0.01）。

5. 飲食加運動（DEX）組的各項減去數值比純飲食（DIO）略高一點，但沒有達到顯著意義的差距（P=0.06-0.5）。

6. 有加入運動的好處是最大攝氧量（VO2 max）會增加，還有肌肉比較不會掉。

　　結論是「飲食」才是重點，與單獨低熱量飲食的主要影響相比，增加運動對減少內臟脂肪沒有顯著意義的影響。此外，只運動本身對內臟脂肪的影響相對有限，端看運動有沒有達到總脂肪量（FM）的下降，對肌肉內脂肪（IMAT）影響更是渺小。（不用意外，因為運動會讓肌肉消耗肝醣的比例開始多於脂肪酸。）

　　再看《美國老年學會期刊》（*Journal of American geriatric society*）在2019年4月熱騰騰出爐的隨機對照實驗（Randomized Controlled Trial），針對77位70歲的腹部肥胖（定義：內臟脂肪女性大於1kg，男性大於2kg）老年人做運動的介入，看看對內臟脂肪的影響；介入組每週進行三次為期10週的漸進性高強度間歇訓練（progressive vigorous interval training），飲食與對照組是一樣的，只是對照組沒運動。

　　結果發現，介入組的總脂肪有微下降0.7kg（p=0.01），瘦肉組織有

微上升0.5kg（p=0.03），但是內臟脂肪下降的差距並沒有達到顯著意義的差距。值得注意的是，介入組倒是有許多不良事件，包括外上髁炎、掌指關節腫脹、肌肉拉傷、膝蓋滑囊炎和與腱炎、腰痛、肌肉拉傷和腕部骨折。

看到這裡暗示了我們一件很重要的事：運動造成的內臟脂肪下降是因為你減重（脂）了啊！是因為運動造成的負能量消耗，而不是運動本身啊～如果你運動但你沒變瘦，跑到膝蓋壞掉，內臟脂肪也是不動如山的。

我之前門診的觀察是，要靠運動消除內臟脂肪，前提是運動把皮下脂肪降得夠低後，內臟脂肪也能跟著掉，但強度就要增加；不過純飲食的話，倒是輕鬆可讓內臟和皮下一起等比例的掉很快。而這篇研究完全呼應我的觀察，也證實我常說的：減脂95%靠飲食，5%靠運動，完美主義者你可以飲食加運動，前提是「不能有運動傷害」（因小失大啊），如果覺得95分已經不能再高的人，那飲食好好控制就行。

Q4. 那麼哪種飲食對降低內臟脂肪最有幫助？

Ans：過去營養素比例對減重效果的研究，發現不管是低碳、低脂、低卡路里，只要攝取變少，大多會有不等程度的體重下降，BUT！唯一能夠「改善胰島素抗性」的，只有「高蛋白質飲食」（提醒：過多的支鏈胺基酸〔BCAA〕產物反而會惡化胰島素抗性，所以動物性的蛋白質要限量攝取，植物性蛋白質要占多數）。既然修補胰島素抗性是停止內臟脂肪惡化的源頭，那低卡、高蛋白、低脂、低碳、高纖的飲食，絕對是首選。

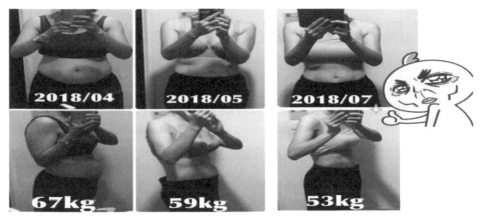

經過三個月純飲食控制的全身外型變化，腹部脂肪的明顯變化與內臟脂肪的減少有關。

6. 不當減重：

　　正在進行體重或糖分控制者的身上，常見的低血糖原因，就是為了節食而刻意減少營養攝取（注意，是營養而非熱量），又沒有同時減少口服降血糖藥物及胰島素用量、空腹過久或運動過度，當血中葡萄糖、肝臟跟肌肉內的肝醣用罄後，又沒有儲備足夠的物質讓肝臟進行醣質新生（gluconeogenesis）。能當醣質新生原料的東西，包括乳酸、甘油跟十幾種生糖胺基酸（glucogenic amino acid），所以蛋白質攝取足夠的人，就不用擔心低血糖的問題。

　　所以血糖會不會快速升降，牽涉許多複雜的因素。就算沒有糖尿病的人，依每個人的飲食狀態、不同程度胰島素抗性、瘦體素抗性、慢性發炎的程度都會有不同的反應。此外，會影響血糖的壓力賀爾蒙，並不需要真的血糖低於65mg/dl才分泌，若身體處於壓力或發炎的環境，即使血糖正常時也會分泌，讓血糖飆升。

　　根據日本國立國際醫療研究中心在2019年9月在 *TJEM* 期刊上公開了一份研究〈*Postprandial Glucose Surges after Extremely Low Carbohydrate Diet in Healthy Adults*〉指出，在健康成人極端低碳飲食後快速恢復普通飲食，可能會導致血糖高幅度飆升，甚至有導致血管受傷的風險存在。

　　實驗團隊找來十名健康「無糖尿病」的成人，平均年齡30.5歲，平均身體質量指數（BMI）為21.1 kg/m2，糖化血色素（HbA1c）為5.5％，進行了為期四天的飲食及全天候血糖測量。實驗的第一、二、四天正常飲食（醣量在63～66％），唯有實驗中的第三天改成高脂低醣類似生酮的飲食（醣量5％），結果如圖可發現，這些健康人的一天血糖差距波動不小，斷醣後恢復正常飲食的第四天血糖的震盪幅度相當劇烈，除了一

天當中的最高點超越前兩天的最高點，在空腹低血糖時的低點甚至比第三天斷醣的低點更低，而飯後血糖值的波峰更直逼糖尿病患者。

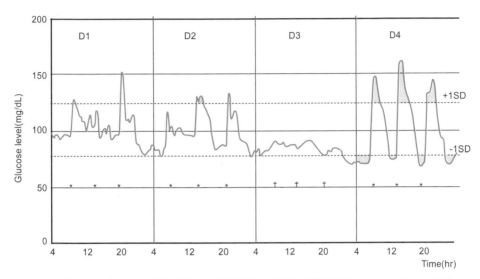

*D1、D2 ＝第一天及第二天正常飲食的一天血糖波動，一天最大差距可到 70mg/dL（80 ～ 150）
*D3 ＝高脂極低糖生酮飲食，可見血糖一整天都小於 100mg/dL
*D4 ＝恢復正常飲食，血糖一天波動差距比第一、二天更大

　　這是一個29歲、BMI：20.5、糖化血色素5.6％的體型標準正常年輕人的血糖波動；故血糖震盪並非是糖尿病患者的專利，飲食的影響其實遠超過你我的想像。（本研究也揭露健康的人進行短時間的低醣高脂肪的節食，又快速恢復正常飲食時，對血糖的影響和潛在的傷害，尤其是餐後血糖影響甚鉅，這也解釋為何短時間極端節食或極低碳飲食，容易在恢復正常飲食後，因飯後高血糖刺激胰島素分泌，導致脂肪上升的溜溜球效應。）

　　拉回低血糖的問題，糖尿病人會低血糖的原因跟正常人不太一樣，最常見的是「藥物的不當使用造成的低血糖」。而在胰島素分泌功能OK但有抗性的人身上，攝入糖分可能導致胰島素分泌更多，讓下一波的低血糖

情況惡化。所以重點應該放在低血糖的原因，若讓本來就因為藥物或飲食習慣不良而導致低血糖的糖尿病人，誤以為是自己糖分不夠、藥吃太多，而自行多吃高升糖食物或減藥，這樣血糖就不可能會控制得好。

常見的案例，就是糖尿病人血糖藥的不當使用造成低血糖，而在症狀發生時，又攝入快速讓血糖飆升的食物，導致血糖升降劇烈，對身體造成傷害。

如果低血糖發生在非糖尿病人身上還暗示著一個嚴重的問題──胰島素阻抗的初期症狀──全球處於糖尿病初期的病人遠遠超過糖尿病人。世界衛生組織WHO在2016年公布，全球有4.22億的糖尿病人，光是中國大陸就占了1/4，另有5億多的人是處於糖尿病前期；依這個比例來看，全球處於胰島素阻抗狀態的人可能高達20億！這是非常令人擔憂的問題！

不過無論有無糖尿病，低血糖都比高血糖來得危險許多，有糖尿病的人若自行減重是十分危險的事，最好還是在專業醫師的指導下進行。

● 低血糖的症狀

低血糖的症狀因人而異，包括：飢餓感、心悸、冒冷汗、發抖、暈眩、疲倦嗜睡、四肢無力、情緒焦躁、憤怒、憂慮或亢奮。而某些低血糖反應機轉已被破壞的長期糖尿病患者，也可能沒有任何警覺的症狀，這是相當危險的。

● 那低血糖發生時，到底要怎麼補充呢？

由於10公斤的體重攝取2克葡萄糖，血糖可上升50mg/dl，所以體重60公斤的人攝取12克的糖就可將血糖從60上升到110，糖的來源以好吸

收的葡萄糖為優先，大概15克左右的葡萄糖片或粉即可。如果沒有葡萄糖片，以美國糖尿病協會（ADA）的建議中有許多容易買到的食物（果汁、葡萄乾、牛奶、蜂蜜、汽水等）。但我個人最建議的是零脂或1%脂肪的牛奶！

牛奶的組成是乳糖（葡萄糖＋半乳糖），240毫升就含有近13克的糖，由於脂肪跟蛋白質都會減緩血糖上升，你去看看營養標示就會發現，越低脂的牛奶，熱量雖低，但糖分比全脂高。食物的加工就是如此，挖了東牆勢必要拿西牆去補，少了脂肪只好拿糖去填。所以我不建議減重的人喝脫脂牛奶，低脂牛奶的脂肪與糖都比較適中，但若有低血糖者脫脂奶就是個不錯的選擇。所以身邊沒有葡萄糖片，我強烈建議可以喝脫脂奶代替。比起果汁或加工的糕餅、汽水這些可能含高果糖糖漿等會干擾代謝的物質，脫脂奶會好上許多。

因此某些民眾誤認為「低血糖就是血糖震盪造成所以不能吃糖」，以及有一些醫師認為「糖尿病的低血糖怎麼可以不吃糖」，其實都只對了一半。一片薄薄的吐司或半杯果汁就有15克的糖，所以不用多吃，怕的是病人在低血糖時，因沒有正確衛教，吃了無法讓血糖有效提升的食物，或只被告知低血糖很危險要快吃糖，就緊張到囫圇吞棗吃下過多不健康的高糖分食物，很容易陷入越來越惡劣的血糖起伏循環。

我的建議是，可以在低血糖發生時服用葡萄糖粉或片15克，或喝下240毫升脫脂奶一杯，慢慢觀察不適的改善狀況10至15分鐘後，再決定是否再補充一次，若有乳糖不耐症，則可考慮兩大匙（約30克）的葡萄乾，相對也是較健康的選擇，若30分鐘仍未改善，則建議儘速就醫治療。非糖尿病的正常人若遇到低血糖造成的不適症狀，因升糖素（glucagon）的功能正常並未被藥物抑制，就更不需要吃下大量含糖食物了，喝點低脂牛奶或豆漿這類碳水偏多的優質蛋白質食物即可。至於低血糖到意識狀況改變或昏迷的處理方式，就根本不需要討論，一定要儘速打皮下或肌肉升糖素

● 怎麼吃都覺得餓的原因？

1. 巨量營養素不夠

含完整「必需胺基酸」與「非必需胺基酸」的蛋白質（跟飽食中樞有關的營養素）不足、微量營養素不足。人體大多是「胜肽類賀爾蒙」，只有食入大分子蛋白質才能製造，蛋白質原料不夠，自然賀爾蒙無法正常運作。

2. 瘦體素抗性

瘦體素（leptin）是脂肪細胞分泌的激素，當脂肪上升到維持生存足夠的量時，可以負責抑制食慾、幫助脂肪燃燒、增加產熱跟代謝。實驗得知缺乏瘦體素的老鼠，大腦的下視丘無法接收脂肪足夠的訊號，所以會一直進食試圖累積脂肪；但瘦體素跟胰島素不一樣，在人類身上除非是特殊疾病（先天性全身脂肪失養症），瘦體素並不會有缺乏的問題（因為脂肪細胞一直存在）。

反倒是人類經歷遠古時代鮮少有過胖的情況，大部分都是深怕賴以維生的脂肪儲存不夠，所以瘦體素的接受器並不敏銳。尤其在瘦體素隨脂肪暴增時，反而讓瘦體素接受器更加疲乏而不敏感，這樣「瘦體素抗性」就跟第二型糖尿病病人的「高胰島素血症」一樣：即使血液中的瘦體素濃度很高，卻仍無法正確的發揮作用，反而讓敏感度越來越差，失去抑制食慾的功效，身體便誤認為脂肪不夠，怎麼吃都覺得沒有飽足感。

3. 飢餓素分泌太多

飢餓素（ghrelin）跟瘦體素是互相拮抗的存在，在很多胖子身上的瘦體素都是高的，而飢餓素是低的。但是美國研究指出，節食越久，越會刺激飢餓素的分泌量，讓人更飢餓，所以用不當節食減肥的人，在之後會有

飢餓素反饋而吃下更多熱量的現象，也更易進入「溜溜球循環」。

另外研究也發現，睡眠不足、壓力大以及肌肉太少的人也會有飢餓素增加的情形，這跟壓力賀爾蒙例如可體松有關；壓力賀爾蒙跟應付生存有關，所以會傾向脂肪儲存，可體松會刺激飢餓素的分泌並且促使肌肉的分解，惡化了身體產生飢餓的感覺。

4. 膽囊收縮素來不及分泌

吃太快的人容易過量進食，是因為食物進入小腸細胞後，會因血液中的營養濃度改變而刺激相關激素，傳達到下視丘時，導致吃東西時的滿足感減少，引發飽足感，而膽囊收縮素也減緩食物從胃進入腸道的速度。

5. 血糖波動

在上一節有提到血糖震盪造成的現象，例如上一餐太豐盛，造成胰島素高峰，產生下一餐之前的相對低血糖。低血糖會刺激飢餓素跟正腎上腺激素的分泌促進食慾，所以高升糖指數的食物會越吃越餓。

6. 胃被過去過量進食撐大

胃的迷走神經（vagus nerve）跟食物擴張胃之後產生的一連串處理食物的機制有關，會影響食慾跟飽足感，左側迷走神經常與飽腹感有關，右側則跟大腦的獎勵信號有關。故吃菜吃到飽會越吃越餓的人，跟低熱量無關，而是營養素不夠以及撐大胃之後，需要更多的固體食物充填胃壁，才得以刺激迷走神經的反應。

有些門診病人會跟我反映，用過抑制食慾中樞的減肥藥，但效果不彰而且復胖很快。其實痛也好餓也罷，所有令人不快的感受都是身體釋放的求救訊號，使用抑制食慾的藥物其實就跟把止痛神經打斷一樣，好比糖尿病的人末梢神經病變引起足部的疼痛感覺喪失，容易忽略外傷跟感染，而

演變成潰瘍或壞死截肢。強行抑制食慾而不去正視「身體為何覺得餓」的原因，騙大腦沒有食慾而減少該吃的營養素攝取，只會讓身體內耗的情況越來越嚴重，若用藥過程的飲食是不正確的，即使造成負熱量而降低一點體重，停藥後身體反撲跟脂肪加倍儲存現象是可以預期的。

我們吃下去的所有食物跟營養素，都會經由全身的腸道菌幫忙分解、吸收跟合成或代謝，「餓是身體營養素不夠，腸道菌發出的求救訊號」，為什麼要用藥不准他叫餓又不給他食物？想想身體的腸道菌們就像自己的孩子一樣，你忍心餓他們又騙他們嗎？營養素尤其是蛋白質吃飽吃夠後，瘦體素的敏感度就會增高，飢餓素就會降低，血糖穩定不飆升，自然有飽足感並開始燃燒脂肪。所以，想健康瘦掉純脂肪，請餵他營養不要餓了他喔！

● 蛋白質營養不良是造成肌少型肥胖症的主因

一個常出現在洗腎病人身上的名詞叫做「蛋白質熱量耗損」（Protein-energy wasting,PEW）確切機制目前仍不明瞭。而在老年醫學的「負氮平衡」（Negative nitrogen balance）也表示，體內蛋白質的合成量小於分解量，等於耗損的蛋白質大於攝入，若攝入不足，會導致身體瘦肉組織減少，對疾病的抵抗力降低、傷口難以癒合及失能等。

蛋白質缺乏可能的徵兆：
● 你的頭髮和指甲容易斷裂。
● 你一直想吃東西。
● 你瘦了，但不是減脂，而是肌肉量下降。
● 受傷之後，復原速度很慢。
● 你很容易感冒或生病。

● 肌肉或關節容易疼痛。

● 腦袋昏昏沉沉、變得遲鈍。

● 月經不規律，但檢查不出原因。

三大巨量營養素很容易在體內轉化為糖跟脂肪酸，但在人體內脂肪或糖轉變為胺基酸的數量極為有限，僅能轉變為某些非必需胺基酸，而其中八種必需胺基酸一定要從蛋白質食物中獲取。但是蛋白質也是最容易流失的，遇到疾病或身體有壓力時，肌肉會被加速分解就是為了要有足夠的原料製造抗體跟應對的激素，所以蛋白質「易失難留」的特性，變成現代人營養不足最主要的因素，若不是「刻意攝取」便會不足。

現代人肌肉流失的主要原因，包括：

（1）攝入減少：錯誤的飲食觀念、不適當的飲食限制、食品添加物的增加。

（2）流失增加：慢性壓力、免疫系統不平衡、腸胃道出血、某些血管疾病、糖尿病、感染或敗血症等合併症，也會造成高異化代謝（hypercatabolism），增加營養耗損。

（3）合成降低：包括胰島素阻抗、生長賀爾蒙（Growth hormone）及類胰島素生長因子（Insulin-like growth factor-1,IGF-1）阻抗、增加血清升糖素（glucagon）濃度或敏感性以及副甲狀腺機能亢進症（Hyperparathyroidism）以及腸道合成胺基酸的菌叢減少等，這些皆會導致體內蛋白質合成反應降低。因此越是肥胖或需要增肌減脂的人，優先需要介入的營養素，就是充足的蛋白質來源，在第二章我們會更深入探討。

第二章

爲什麼均衡飲食＋少吃多動還是瘦不了？

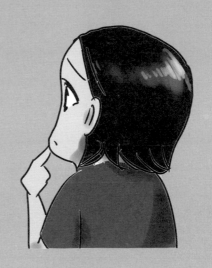

減肥亂象造成肌少症年輕化

X老師、健身教練、網紅減肥達人或是隔壁老王怎麼說，都比不上實證的數據怎麼說。

在資訊唾手可得的今日，只要上網搜尋「飲食」、「減肥」之類的字眼，大概就會跑出上億個五花八門的飲食指引跟減肥食譜。「減肥瘦身」相關資訊之所以會歷久不退流行，每過一段時間就跑出新的方式被熱烈討論，成為全民運動或女性們畢生的志願，就是因為，這世界上還不存在「絕對成功且不會復胖的減肥法」，所以才存在「減重不難，難在維持」這句話。據研究顯示，我們減掉的體重在一年後有一半的肥肉回歸，兩年後打回原形，五年後50%的人比原本更胖。

即使實證醫學興起，大多數流傳於民間的瘦身方式，仍舊缺乏實證的根據；尤其只要是名人分享或掛著專業人士的旗幟，就像鍍金似的讓大家不管健不健康，先群起效尤。這樣胡亂嘗試的結果，就是不知不覺減掉了攸關健康的骨頭跟肌肉（lean muscle mass），增加骨質疏鬆跟肌少症的風險；尤其東方人比西方人更易流失肌肉的特性，也讓人不禁害怕，若加上熱衷減肥或追求骨感的年輕人，台灣的「肌少型肥胖症」搞不好是世界冠軍（哭）……

只要標榜任何單一食物減肥法（例如蘋果減肥法、吃菜減肥法、吃肉減肥法）、極端營養素比例（例如極低碳＋極高脂）或是改變進食頻率或時間的吃法（例如「16：8斷食法」、「5：2斷食法」）、「一星期吃幾十顆蛋的減肥法」、「柳丁減肥法」、「七日食譜減肥法」等，都有無法長久且易造成營養不良相關副作用的疑慮。

　　坊間一般藥物或節食減重，常因熱量跟飲食種類的限制，造成程度不一的肌肉流失（約占下降體重的25%以上），脂肪1公斤約消耗4～10卡，肌肉1公斤約消耗75～120卡，兩者相差10～20倍，所以肌肉的流失會造成基礎代謝下降，造成日後脂肪加速堆積的溜溜球復胖現象。站在老年醫學專家的角度，長1公斤的肌肉遠比減5公斤的脂肪困難太多，故在「保留最多瘦肉組織」的前提下進行減脂，才不會得不償失。

　　肝醣在肌肉跟肝臟的儲存量大概是500克左右，在減少糖分或熱量攝取的情況下若沒有搭配重量訓練，不太可能沒有減到一絲一毫的肌肉，但合理的流失應該在1公斤以內（不管減3公斤還是30公斤都一樣），才能確保身體的基礎代謝不會下降。

　　2018年台灣肥胖醫學以第二版《肥胖防治臨床指引》為基礎研製《成人肥胖防治實證指引》，將飲食法的實證等級分類，其中屬於「強建議，證據等級高」的1A建議只有以下兩項：

1. 「為達減重目的，負能量平衡是必要的，許多飲食方案皆可降低熱量攝取。建議營養師應考慮個案個人與家庭飲食喜好、接受度、肥胖程度、健康與營養狀況，做出個人化、可持久的飲食介入處方。」
2. 「低熱量飲食減重時，使用代餐的效果比飲食分量控制法佳。但對於減重或體重的維持管理，兩種方法都有效。」

　　其餘包括生酮飲食或極低熱量飲食（VLCD）、間歇性斷食都是「弱建議」或「證據等級不高」。再加上2017年在 *Advances in Nutrition* 關於減重中如何保存或增進肌肉的質與量，有下一個簡單的結論：低熱量＋適當的蛋白質攝取＋增加活動量（尤其是阻力運動），所以「低卡兼高蛋白質的代餐」不失為一個在低熱量飲食中保留肌肉的好方法。

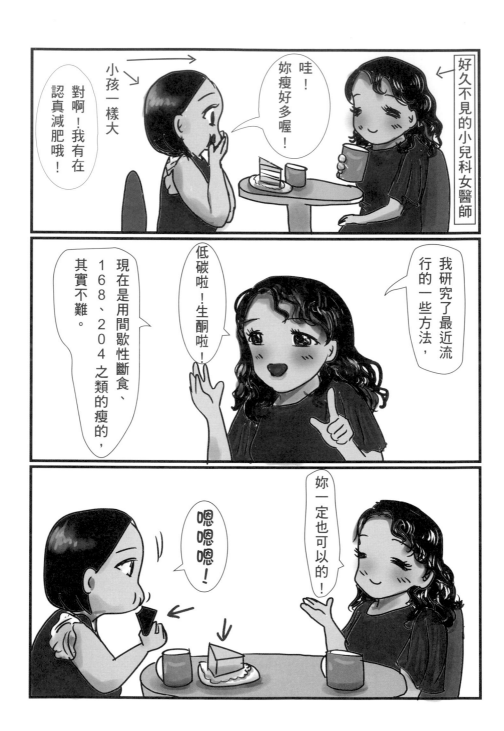

低營養密度時代來臨

近半世紀來環境急速變遷、食品加工業的進步、速食產業氾濫和越來越多的食安問題，「食物」的定義已大不如前，我們吃到的是精緻包裝充填人造化學製品的「空營養高熱量的假食物」，而非舊時「高營養密度的真食物」。

加上複雜的社會型態，導致現代人的高壓力與不良的飲食習慣，越來越多的慢性疾病和無解的身體症狀並未因醫療進步或藥品研發而減少，傳染病與急性病症的控制使死亡率下降，但慢性病與癌症的發生卻有增無減。且先進的醫療設備和產業延長了人類的存活年限，卻沒有增加健康存活餘命的比率。這些都與人為災害造成的自然浩劫，導致營養貧瘠時代有關。

根據日本文部科學省學術審議會資源調查分會公布的《日本食品標準成分表》發現，蔬菜的營養價值從1950年到2000年這50年間，不管是維生素C或鐵質等微量營養素都剩不到之前的1/5，土壤的貧瘠、化學肥料的過度使用、為經濟效應而過早收割或人工栽培的流通過程等都是可能的因素，如今又過了二十年，這些土壤問題造成的營養素流失只會更嚴重。

此外，受到全球暖化的影響，哈佛大學研究人員首度將全球暖化影響作物蛋白質含量的現象量化，並發表於學術期刊《環境研究通訊》（*Environmental Research Letters*）。其報告指出，2050年，全球可能會有1.5億以水稻、小麥、玉米、大豆為主食的人因二氧化碳對作物的影響，而有蛋白質不足的風險、有14億的孩童跟育齡婦女會有缺鐵的風險、1.38億人口會面臨缺乏鋅的風險。

這也解釋了以前正常吃三餐主食的人，不易有肌少症的問題，原因是可以從稻作中獲得植物性蛋白質；但現在稻米或小麥所含的蛋白質不多，幾乎都是澱粉而已。所以人類已無法用過去一樣的攝食習慣和現有標榜天然的食物中，獲取足夠的營養。

　　在我的門診也發現缺鐵性貧血有上升的趨勢，甚至連男性也開始發生，推測跟蛋白質、鐵、葉酸、維生素B$_{12}$等血紅素合成所需營養素缺乏有關。只是飲食的補充效果很有限，可能是食物本身營養素的流失還有腸道菌的吸收不佳所致。所以在門診常見本來有諸多症狀的人，在給予高單位的微巨量營養素加上飲食調整後，即可改善的例子。

餓一陣子，可能胖一輩子
——大腦的定點理論

「真糟糕，這個過年又胖了2公斤。」

「沒關係，這個星期的中餐和晚餐都不要吃，應該就能瘦回來了。」

用「餓」的方式來達到減重的目的，應該是最多人也是最普遍、最容易被執行的一種方法吧，但，這個方法真的有效嗎？

老實告訴你：沒有效。

不但沒有效果，而且，還有可能讓你更胖！

● 最高指導原則：不能餓肚子

我看過許多用節食或挨餓的方式進行減肥的人，到最後「挨餓」這件事會變成他們心中最深的恐懼；每次一想到飲食控制，身體跟大腦就會反射性的開始害怕「餓的感覺」。有些人症狀太過嚴重，變成「一吃東西就停不下來」的暴食症，或是「害怕一吃東西就會變胖」、「永遠害怕自己吃得太多」的厭食症。

以上現象都是讓大腦跟腸道菌進入「唯恐身體脂肪不夠」的警戒狀態。那要如何讓身體解除警戒，放心脂肪Let it go呢？首先就是要從「從此不准挨餓」開始，選擇「NC值」高的食物（N/C值即營養密度，每卡路里〔calorie〕中含的營養素〔nutrition〕比例應該越多越好）。腸道菌在營養的利用上對脂肪是較無感的，但對胺基酸與纖維卻非常有感，所以給予高蛋白質、高纖維還有身體可能缺乏的維生素（維生素D、B群等），才能讓大腦與身體得到最直接的飽足感。常有人誤以為

高脂食物才能帶來飽足感，事實上，2018年發表在《細胞代謝》（*Cell Metabolism*）雜誌上一個動物研究發現，脂肪刺激了大腦的獎勵中心，反而會促使老鼠的進食量增加而變胖，而蛋白質跟碳水較不會有攝食過量的現象。

作用在食慾中樞的西藥有20幾年的歷史，2020年2月13日美國FDA宣布，含lorcaserin成分藥品可能增罹癌機率，風險大於醫療意義，故下架減肥西藥「沛麗婷」（Belviq），這是2010年繼諾美婷（Reductil）後，又一跟作用於下視丘飽食中樞（血清素受體）相關的藥物下架。我的診所遇過有位學員曾經在某診所吃過沛麗婷長達半年以上，因為一直無法抑制其食慾，故不斷調高藥量，到後來再高的劑量也壓抑不住想吃的慾望。此藥其實在之前就有警示：若使用超過三個月後仍不見體重減輕，建議停藥。後來我停掉她所有減肥西藥，開始用高蛋白飲食治療，食慾也在幾週內慢慢獲得控制，體重體脂穩定下降。

從這樣的案例可以發現，當身體飢餓的時候，是某種營養不足的警訊，若沒有給身體需要的營養，只是一味地用外來藥物壓抑飢餓的訊號，只會惡化營養不良型肥胖，甚至在停藥後更增加食慾的反撲情形。在我這裡許多經過營養治療的人，都會反應「王醫師，這樣吃太飽了，可不可以少吃一餐？」、「王醫師，這樣吃超飽的，沒想到一天要塞進這麼多食物」，才發現原來過去自己被低營養高熱量的偽食品填充，吃進太多加工食品，所以身體才會陷入「飢荒的危機感」而時常感到飢餓。

說到「唯恐身體脂肪不夠」的警戒狀態，就必須要談談定點理論。肥胖醫學的系統性研究指出，身體有個機制，讓體重維持在一個自我感覺最良好的舒適圈，叫做「定點理論」（set-point theory）。有點像體溫的恆溫中心一樣，不管是在沙漠或南極，身體都必須讓體溫保持在攝氏37度左右的核心溫度（core body temperature），以維持正常生理機

能；而研究發現與體溫調節相關的脂肪含量也有所謂「維持身體存活」的「預定體重」（predetermined，or preferred body weight），這個理論從1990年提出迄今快30年仍未被下架。

過去針對基因、營養、飲食組成、激素、神經賀爾蒙與各種腦核調節的交互作用探討，認為「定點」的形成最重要的兩個角色在於：

1. 下丘腦（hypothalamus）：像感知體溫一樣一直監控著人體的脂肪含量，並努力使體脂含量維持在一個恆定範圍內，即預定體脂含量或是身體研判最適合生存的量；這與下丘腦弓狀核分泌的神經肽 Y（neuropeptide Y,NPY）有關，NPY 可刺激食慾、抑制交感神經且增加副交感神經的活性。而近年研究發現 NPY 上的 rs 164147 這個基因的表現，跟胖瘦相關的激素有關。

2. 瘦體素（leptin）：前一章有提到瘦體素抗性，這是一種由 169 個胺基酸所組成的蛋白質，由脂肪組織分泌，可以聯繫大腦和脂肪組織之間，顧名思義就是可以讓你「變瘦」，正常作用時有助於體重的調節。瘦體素的作用機轉是在下視丘抑制 NPY，讓食慾降低，讓脂肪可以代謝。在遠古時代，人類祖先罕見脂肪太多的情況，所以脂肪一微量增加瘦體素就會立刻作用。但現今因為大環境的改變、食品加工業的興起、慢性壓力與不正常的作息，現代人的脂肪常因上述原因「不正常的迅速累積」，導致瘦體素一下子分泌太多卻應付不來，久了造成所謂的去敏感化（抗性），使瘦體素失去正常作用，讓大腦誤以為脂肪不夠達到預定含量，於是定點便一直往上調節，食慾也就開始失控。

這就是為何常有人覺得多吃少吃體重都不動如山，或是吃胖容易餓瘦難，因為我們的腦就像我們的祖父母，永遠只怕我們餓死，不怕我們胖死（眼神死）。所以在減少熱量攝取時，它會進入一個節能模式，

把你做同一件事需要消耗的能量降低（例如：看書從消耗50卡變成10卡）；在你之後攝取跟過去一樣熱量時（50卡），偷偷只用掉10卡然後把剩下的40卡都存成脂肪。這也能解釋為何用節食減重的人，在復食後明明吃得沒有以前多，但體重上升的速度卻比以前快，而這個節能模式，跟腸道菌對於代謝的調節是有關連的。

值得注意的是，這些回升的數字，仔細分析其組成，會發現大都是脂肪為主。這種現象和人類古老基因有關。以前有一餐沒一餐的情況，人類為求生存，會讓每一分吃進的食物用最有效率的方式存到脂肪組織，才能度過漫長的饑荒或寒冬（這也是為何恐龍跟長毛象都滅亡了，但人類祖先還活到現代）。

近代的腸道菌研究，因次世代基因定序的發展崛起，發現這些大腦跟賀爾蒙之間的聯絡訊號，都來自與我們共生共榮的腸道菌叢，並努力維持宿主的生存環境不變的表現（淚）。這部分我將在〈第三章 肥胖跟腸道菌的關係〉再詳細介紹。

那要如何讓身體建立新的定點呢？《臨床內分泌與代謝期刊》（*Journal of Clinical Endocrinology & Metabolism*）有一篇研究發現，在節食之前有較高的瘦體素與較低的飢餓素者，比較會復胖（代表瘦體素有阻抗）；所以肥胖者無作用的瘦體素其實很多，因此首先要想辦法改善瘦體素抗性，唯有讓瘦體素重新敏感活化，才能重設體脂肪的恆定點。在2019年生物學理論相關雜誌上，提出引起瘦體素抗性的機轉包括：

1. 高升醣飲食 → 胰島素分泌過多 → 脂肪增加 → 瘦體素分泌過多＋胰島素阻抗 → 瘦體素抗性產生。
2. 高卡路里／高脂肪飲食會增加瘦體素抗性。
3. 高三酸甘油脂飲食會阻斷瘦體素的血腦屏障（blood-brain barrier）路徑，使瘦體素刺激不到下視丘而產生抗性。
4. 下丘腦的發炎狀態（與肥胖造成的發炎有關）可能引起瘦體素阻抗。

　　加上另一篇針對營養與瘦體素濃度的分析研究，總結：攝取低卡、低升醣、高纖維、低脂、好的脂肪酸（單元或多元不飽和脂肪酸）、高蛋白質，禁吃會升高三酸甘油脂的食物（水果、油炸、酒精、甜食），這樣的飲食最能改善瘦體素的敏感度。在2019年一個收案270位肥胖者、歷時9個月的低卡（<1200卡）、相對高蛋白質（20～34％）、低碳（33～53％）、低脂（27～33％）的飲食中，也證明同時改善了胰島素跟瘦體素敏感度，也降低了體重、體脂、腰圍跟血脂肪數值。

拋棄熱量迷思：
腸道菌才是能量消耗的關鍵

　　之前在某瘦身公社，有人問到基礎代謝的問題，很多致力於健身或飲食控制的人，都會為「有沒有吃到基代」問題又加又減；但對我（和決定你身材的腸道菌）來說，熱量從來不是重點，而且這樣的公式有很大的bug。

　　我們一天所消耗的總能量公式是：

TDEE=70％（BMR）+15％（NEAT）+10％（TEF）+5％（EAT）

　　TDEE（Total Daily Energy Expenditure）=70％基礎代謝率（BMR）+15％非運動性日常活動生熱反應（non-exercise activity thermogenesis, NEAT）+10％食物產熱反應（thermic effect of food, TEF）+5％運動消耗（exercise activity thermogenesis, EAT）

所以可以發現幾個問題：

1. 基礎代謝率（BMR）的公式由體重、身高跟年齡構成，那問題來了！肌肉1公斤可以消耗80～120卡，脂肪1公斤只消耗4～10卡，請問同年齡的身高體重一樣，但是體指率一個10％一個30％，他們的基礎代謝怎麼可能會一樣呢？所以這個公式若沒考慮到不同的身體組成，只是用每公斤每小時需要1卡來計算的話，是不正確的；BMR主要與身體的「非脂肪重量」有關（Fat free mass）。另外，有個隱藏版，就是使體重下降不如預期的因素，叫做「適應性產熱」（adaptive thermogenesis）或是「代謝適應」（metabolic adaptation），這雖然在BMR裡，但和瘦肉組織及脂肪的變化無關，

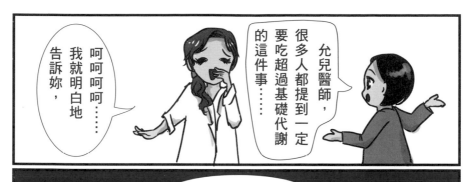

允兒醫師，很多人都提到一定要吃超過基礎代謝的這件事……

呵呵呵呵……我就明白地告訴妳，

基礎代謝是假議題！

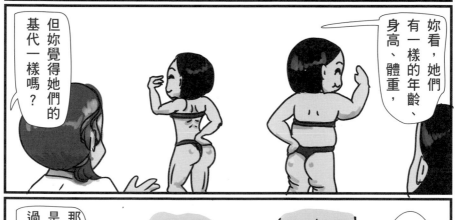

妳看，她們有一樣的年齡、身高、體重，

但妳覺得她們的基代一樣嗎？

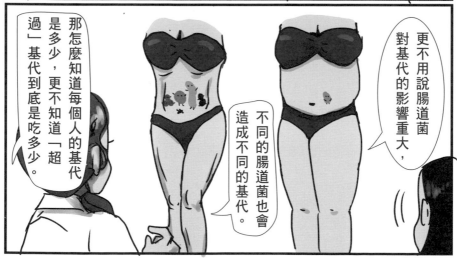

更不用說腸道菌對基代的影響重大，

不同的腸道菌也會造成不同的基代。

那怎麼知道每個人的基代是多少，更不知道「超過」基代到底是吃多少。

75

而是跟一群特定的腸道菌有關。過去的研究發現，隨著降低熱量的攝取，適應性產熱會偷偷調降我們的基礎代謝。例如：從 1200 卡變成 800 卡的熱量攝取，你以為產生了 1200-800=400 的熱量缺口，應該會瘦，殊不知身體會自動將耗能調降到只有 800 卡的「節能模式」，這就是身體的自我防衛機制，也是你日後恢復吃 1200 卡便加速復胖的原因。

2018 年的動物實驗發現，腸道菌群會努力維持人體一定程度的 BMR，有些人擁有完整的腸道菌群，可以在卡路里限制（calorie restriction）時幫你 hold 住基礎代謝，但缺乏這菌群的人（例如使用過抗生素的人），就可能因熱量限制而掉基代（我們稱之為喪失了「緩衝代謝」的功能），導致「少吃」應造成的體重減輕「現象」消失。身體營養攝取的變化，也會讓腸道菌相結構快速改變，從而透過糞便排出的熱量增減，來影響 BMR。

2. 食物產熱反應，就是指處理食物需要消耗多少的能量，跟營養素的種類有關。蛋白質的產熱率最高，再來是碳水化合物，而纖維的來源又稍高一點，脂肪最低，跟蛋白質的產熱效應可以到五倍。例如吃 800 卡的澱粉，身體只需要消耗 40 卡熱量來分解和吸收（等於吸收 760 卡），但吃 1000 卡的蛋白質，身體卻要耗費 250 卡的熱量來分解它（等於吸收 750 卡），所以後者吃的卡路里高，但身體需要消耗更多能量來處理這些蛋白質，反而是後者最後吸收的熱量較少。

　　回到適應性產熱（AT）這個神祕的東西，一般進行低熱量飲食時，一開始會因造成負能量平衡而讓體重下降，但身體會因應這個變化而偷偷降低基礎代謝，變成節能狀態，所以降低的變化並不完全遵循著能量不變的預測。AT 發動的情況有以下幾種：①熱量限制／過度運動而導致的負能量平衡，②長期過度進食，③減肥後復食，以及④減輕體重後體重維持。

　　AT 牽涉到一連串複雜的脂肪酸氧化、糖解作用還有棕色脂肪細胞

（Brown adipose tissue,BAT，與產熱有關的脂肪細胞，有別於儲存用途的白色脂肪細胞White adipose tissue,WAT）等激素和遺傳因子的調控；不過近年來發現這些其實就是腸道菌的食物（prebiotics，益生質）、腸道菌（probiotics）與產生的代謝產物（postbiotics），這樣的路徑所構成。

研究發現在冷的環境、富含植物多酚類（Phenolic compounds）的食物、菊糖（inulin，又稱為菊苣纖維）等益生質可促進腸相平衡，促進相對益菌生長，產生的短鏈脂肪酸（short chain fatty acids）之類的代謝產物，並藉由UCP-1蛋白質的表現來活化棕色脂肪細胞（WAT）或讓白色脂肪細胞褐化（Browning），來促進產熱效應，燃燒更多的能量。這給了我們很重要的暗示，只要在減肥的低卡過程中，給予足夠的益生質跟促進好菌生長的食物，就有可能讓AT的產能量不致下降，並維持高代謝的有效率燃脂體質。

簡單來說，腸道菌在胖子跟瘦子身上，利用能量的方式不一樣。同樣吃100卡的蛋糕，瘦子的腸道菌可能只吸收30卡，剩下的70卡隨糞便排出，胖子的腸道菌可能100%吸收！所以食物最終決定怎麼被吸收利用，跟你的腸道菌的種類有關。吃多少熱量、有沒有吃到基代不重要，重點是你的腸道菌利用食物能量的方式是不是像個瘦子！總結，決定一個人能量的消耗關鍵在：

1. 食物的巨量營養素種類與食物產能。
2. 腸道菌相的組成。
3. 身體組成（肌肉與脂肪的比例）。
4. 日常活動量與運動量（非靜止型能量消耗）。

前面三個屬於靜止型的能量消耗，占了一天能量使用方式的80%！只要有維持一定的日常活動量，就算沒有額外運動，也能在減脂中維持基礎代謝不掉！

增肌減脂：巨量營養素的最佳分配

　　現代人營養素患不均又患寡，最重要的是均衡、適量攝取各種天然食物與營養素補充、儘量避免加工精緻食品，看到網路或媒體宣稱「某種食物或某種營養素能抗癌或長壽」千萬不要一窩蜂跟進；單一食物攝取過量絕對是有害無益。我看過喝「防彈咖啡」導致三酸甘油脂飆高的人，也看過喝「洋蔥排毒水」導致胃潰瘍的人，所以不得不慎。

　　近年來大吹增肌減脂的話題，大家對增肌的運動或營養補充品趨之若鶩，關於讓體重下降的「最佳比例」一直都眾說紛紜；因為營養素是比例的概念，你高我低之下很難知道誰才是關鍵。

　　先來看一篇在營養學界分數不錯的期刊《營養學》（Nutrients）2019年出爐的研究，針對639位過重（BMI=32.7 ± 3.8 kg/m2）的人依空腹血糖正常與否（空腹血糖<100 mg/dl）與有無「前期糖尿病」（這裡的定義是空腹胰島素值≥ 13.8 µIU/mL，表示胰臟很操而且敏感度已降低）分成四種組合，以低卡（比原本的平均攝取熱量少750卡）、高纖（一天至少20克膳食纖維）低升糖指數的前提下，隨機分配到四種不同的飲食比例：

1. 低脂中蛋白（low-fat/average-protein）：20％ F，15％ P，65％ C
2. 低脂高蛋白（low-fat/high-protein）：20％ F，25％ P，55％ C
3. 高脂中蛋白（high-fat/average-protein）：40％ F，15％ P，45％ C
4. 高脂高蛋白（high-fat/high-protein）：40％ F，25％ P，35％ C

　　這裡大家要注意一件很重要的事：在定義上的高／低脂（以 30％ 為界），高／中蛋白（以 20％ 為界）是沒有問題的，但沒有強調的是，大於 45％ 以上的碳水都達到「高碳水」的飲食標準了！

兩年之後觀察到的結果如下：

1. 只要空腹血糖正常的人，不管有無進入糖尿病前期，「低脂高蛋白碳水」這組都有最優異的成果（平均減掉 5 公斤），有達顯著意義差距。所以在同樣低脂條件下，高蛋白比中蛋白更好（平均多減去2.6公斤）。

2. 另外雖然沒有顯著意義，但四種組合比較起來，減去最少的就是「低脂中蛋白 65% 碳水」這組——也就是一般女性或老人家最常吃的飲食比例——蔬菜、水果、稀飯、麵包、生菜沙拉這類。而同樣高蛋白的情況下，低脂還是比高脂好。

3. 如果用另一個胰島素阻抗的指數（HOMA-IR>4.0）來看的話，對於有胰島素阻抗的人來說，不管是高或低脂，高蛋白都比中蛋白好，請注意蛋白比例高意味著較低的碳水比例。

4. 雖未達到統計的顯著意義，對於有胰島素阻抗的人來說，同樣都是高蛋白的情況下，「高脂 35% 碳水」這組的效果比「低脂 55% 碳水好」，我認為重點還是在低碳而不是高脂啊！（所以這篇研究結論直接寫有胰島素阻抗的人適合吃高脂高蛋白飲食，我覺得不太 OK。）不管有沒有血糖問題，都不是好事啊！而且前面有說到高脂肪會增加胰島素跟瘦體素的抗性，長遠來講不利減脂。

   總之在體重下降跟維持血糖這件事，碳水扮演的角色比脂肪還要重要。

5. 膳食纖維攝取多的（>35g）減去比較多體重。（這應該不用解釋……）

　　既然碳水跟蛋白質看似都比脂肪好，而「較高的蛋白質跟較低的碳水」感覺最好，那到底是「高蛋白」影響大還是「低碳」影響大？我們把差距再拉大來看看：另一個2012年的132人的研究，也是用兩種巨量營養素的高低來分成四組，來研究3個月（BMI＝37 ± 6 Kg/m2）減重期＋9個月維持期的效果；只是主角換成了碳水跟蛋白質（熱量為基礎代謝BMR×1.5的33％），而且在比例上我覺得更有鑑別度：

1. 正常蛋白＋正常碳（normal-protein/normal-carbo）：35％ F，30％ P，35％ C
2. 高蛋白＋正常碳（high-protein/normal-carbo）：5％ F，60％ P，35％ C
3. 正常蛋白＋低碳（normal-protein+low-carbo）：60％ F，35％ P，5％ C
4. 高蛋白＋低碳（high-protein /low-carbo）：35％ F，60％ P，5％ C

（注：這裡的低碳其實已經達到極低碳的標準，所謂正常蛋白也是高蛋白的標準了，脂肪就是控制在30±10％的中間。）

　　各位觀眾～～結果是不管碳水正常或偏低，高蛋白（60％）都比正常蛋白（30％）減去更多的體重及維持得更好啊！（p<0.001）（蛋白質又KO了碳水），因此這個研究大膽做出推論：

　　「低碳飲食中的體重減輕和體重維持取決於高蛋白質，而不是取決於飲食中的『低碳水化合物』成分，與飲食中伴隨的脂肪含量無關。」

　　綜合以上兩篇研究，我們默默把冠軍頒給高蛋白質，亞軍是低碳水，季軍是脂肪囉！而且30％至60％的蛋白質比例顯然有最佳的減脂效果。

主要營養素	得舒飲食	地中海飲食	沖繩飲食	低碳/極低碳飲食	Dr.Wang減脂增肌飲食
蛋白質(%)	15~20	13	10	25	30~40
脂肪(%)	20~30	42	5	55~70	10~30
碳水化合物(%)	55~60	43	85	5-20	餘下的(>10)

*4 + 2R 飲食法跟其他流行飲食法的巨量營養素比較表

　　有鑑於此，我在門診建議的營養素比例把蛋白質拉高到30％至40％，甚至R1階段可高達60％，維持適度的低脂飲食，其餘的再給碳水，跟之前提到的，可以改善瘦體素性還有胰島素抗性的「三分天下」是不是很雷同呢？

蛋白質攝取大哉問

　　蛋白質是構成人體組織的基本成分，身體髮膚、肌肉骨骼跟細胞無一不是由蛋白質為主要原料。當一天所需要的蛋白質不足以供給消耗，肌肉就會被分解成蛋白質來利用（負氮平衡），2015年11月公布的「國民營養與老人健康調查」研究中發現，中廣型肥胖合併肌少症的老人，有明顯較高的總死亡率與心血管疾病。故維持每天足量的蛋白質達到正氮平衡，對維持肌肉及身體健康、避免失能至關重要。蛋白質食物不便宜，如何吃在刀口上做最有效率的利用，是所有增肌減脂的人最關心的事，以下觀念供大家參考：

●「吸收」好壞的定義？

　　營養素從腸道進入身體循環，照理說可吸收的蛋白質量應該是無限的。但當蛋白質經消化成為胺基酸後，會經過腸壁的腸細胞進入肝門靜脈循環，肝臟沒用完的胺基酸也會經血液給全身組織使用。真要說「效率決定步驟」，其實不是吸收的問題而是濃度競爭的問題，胺基酸的高濃度比低濃度容易滲透進腸壁，所以低脂低碳的高蛋白質補充品（如：乳清蛋白／大豆蛋白）比肉類／豆類這些含有脂肪或是碳水化合物的原型食物（或稱「緩慢消化型蛋白質」）更容易滲透。

● 動物性蛋白質／植物性蛋白質哪個好？

　　動物性蛋白質的好處是易吸收，而且含所有必需胺基酸，包括增肌

最需要的亮胺酸（Leucine）也有助於增加飽足感。不過，動物性蛋白質有飽和脂肪太高的疑慮。還有代謝產物甲硫胺酸（Methionine）雖是必需胺基酸，但對腎臟的負擔較大；而研究發現限制甲硫胺酸攝取，可以延長壽命；可能跟甲硫胺酸會在細胞內產生大量的自由基活性氧並對線粒體作出攻擊，與癌症還有代謝疾病的產生有關，故動物性蛋白質不建議大量攝取。

　　植物性蛋白質的優點為富含纖維跟某些非必需胺基酸，也是維持身體機能及能幫助肌肉成長修復的重要原料，且富含能對抗自由基的抗氧化物質，在老年醫學期刊上也發現植物性蛋白質能降低腎臟的負擔，可以維持洗腎患者的營養狀況。因此最理想的情況就是同時均衡攝取動物加上植物蛋白質，且植物大於動物，互補優缺點。

● 分次吃還是一次吃？吃多少？

　　過去兩篇研究發現，以攝取總共80克乳清蛋白為例：每1小時30分鐘分8次吃（10克／次）、每三小時分4次吃（20克／次）和每六小時分2次吃（40克／次），對於肌肉蛋白質合成（muscle protein synthesis）最有效率，一次吃80克反而沒有益處。但請注意這個研究的諸多限制：例如這是用「純乳清」（碳水、脂肪、乳製品會影響蛋白質吸收）。不同年齡、身體組成、運動習慣跟腸胃功能狀況的人不能一概而論，何況一天80克蛋白質其實對增肌減脂需求的人來說遠遠不足。2016年另外一篇針對重訓蛋白質補充的研究證實，一次攝取40克比20克更能讓損耗的肌原纖維合成（合成率高約20%），因此真正需要增肌的人，要有更高的胺基酸需求來供給肌肉質量的生成。由以上兩個研究推斷，分四次，一次20克至30克，若有重訓等會破壞肌肉的訓練，可在重訓後半小時一次攝入40克（約5份蛋白質）。

● 隔多久沒吃蛋白質會消耗到肌肉？

　　2020年《美國醫學會內科學期刊》（*JAMA Internal Medicine*）一篇探討16：8斷食的研究，針對116個過重及肥胖的人，讓他們隨意在八小時內取食，跟固定熱量吃三餐的組別做比較，發現這兩組的脂肪下降並沒有顯著差異，但是在斷食組卻看到有顯著意義的四肢瘦肉（Appendicular lean mass）組織的減少，再對照2018年有篇系統性回顧及綜合分析研究，討論所有隨機分配的相關期刊，納入受試者為「過重跟肥胖者」，發現固定間歇斷食組的瘦肉組織比單純限制卡洛里飲食組有顯著意義的減少，其他參數包括體重下降、脂肪、腰圍，兩組的下降幅度都沒有顯著意義的差距，所以這個研究的結論讓我們思考，間歇斷食的減脂效果和每天低熱量飲食可能差不多，但多了有瘦肉組織會流失的風險。

　　若以2016年跟2017年兩個研究來看，一個是在都有重訓三天／週的前提下比較八週的20：4（一週選四天斷食二十小時／攝食四小時，另外三天重訓）組和任意飲食組，發現斷食組平均瘦肉下降0.2公斤，正常飲食加重訓組增加2.3公斤的瘦肉，兩者未達統計的顯著差異。斷食組因攝食時間減少，自然攝取的卡路里跟蛋白質都比較少（0.8g/kg/day），不過有趣的是肱二頭肌和股直肌的橫截面積在兩組中都表現出相似的增加（因為四小時內集中吃進40克的蛋白質，身體還是可以很有效率的利用完，但一整天蛋白質不夠，還是會掉瘦肉）。另外體脂越高的人越容易在斷食中掉肌肉，體脂越低的人越容易在斷食中長肌肉，完全呼應我常提到的──體脂越高的人，胰島素抗性高，長肌肉效率差，所以亂節食容易掉肌肉！請先減脂再增肌效率才會提高！

　　而另一個16：8斷食這個研究，則是跟正常飲食組相比減去更多體脂，但瘦肉量不變；推斷原因是兩組的蛋白質攝取量一樣（1.8～1.9g/kg/day），但斷食組吃的熱量比較少所以自然也減去比較多的脂肪，又呼應

了我常說的：減脂主要靠飲食，增肌則是飲食＋重訓兩者並重；若以增肌為目的，斷食反而是不利的方式，因為蛋白質的量可能不夠且吸收效率不佳。

由此可知對「減脂」來說幾比幾、斷不斷食不重要，重要的是「熱量有沒有限制」、「蛋白質有沒有吃夠」、「有沒有分次有效率的吸收」，所以不建議空腹太久，是因為蛋白質很有飽足感，無法一次大量攝取，不分次吃絕對吃不夠一天的量。不是空腹時間越久就瘦越快，你在短時間內若吃下大量的碳水、脂肪跟熱量，就算22：2也是不會瘦的。

● 最低與最高的個人化一天攝取量：

根據2019年《國際運動營養期刊》的數據表示，雖然較高的蛋白質攝取量（＞20g）會顯示更多的胺基酸被氧化，但身體有太多地方需要蛋白質建構，或許也不是白費，2020年4月的《運動醫學》期刊也針對運動選手需不需要更大量的蛋白質攝取來討論。從目前的證據，我們得到的結論是：

為了使肌肉的合成代謝最大化，應該在最少分散四餐中攝取0.4～0.55克／公斤／天的蛋白質，以達到最低1.6～2.2克／公斤／天的量。腎功能不全的人大概控制在一天0.8～1克／公斤（有些洗腎後蛋白質流失的人反而建議要增加喔），不過若BMI正常甚至偏瘦者或有大量運動需求者，在肝腎功能正常的情況下，吃到3.3～4.4克／公斤／天（大約一天300克以內），都在可接受範圍內，當然更多的攝取量最大閾值限制還有待未來研究證實。

● 聽說「蛋白質吃太多會傷腎」？

台灣繼亞洲第一肥胖、第一肌少症，還有「洗腎率世界第一」，但「洗腎患者中，一半以上都是因為糖尿病」。因為糖尿病患中有1/3會出現腎臟病變，而糖尿病也是繼慢性腎臟病之後，名列「最燒錢疾病」亞軍，每年健保費約291億元。三高會造成微血管硬化，糖、高脂肪、高鈉對血管的傷害就是這麼無聲無息又直接。台灣的洗腎族群會年輕化跟三高的年輕化有絕對關係，洗腎年齡層逐漸降低，將面臨洗更久的情況，也就是這些人必須從年輕洗腎洗到老。

以下是洗腎五危險族群：

1. 糖尿病
2. 高血壓
3. 慢性腎臟病
4. 多囊腎
5. 反覆腎結石

擔心腎功能的人其實最該小心的是高鈉、高磷、高鉀的飲食，這些在加工食品中很常見，尤其注意「鈉」非常容易攝取過量！就算你吃的東西不鹹，一個加工食品或微波食品添加的鈉離子就不少了，更不用說吃起來較鹹的醃製肉類如香腸、火腿，或是醬料如豆瓣醬等；重口味飲食與加工食品都不建議經常食用（連看似很清淡、健康的白吐司和蘇打餅乾，也是鈉含量很高的食物），所以真正會傷腎的是沒有控制好的三高，不是蛋白質啊。更何況一個針對12個慢性腎臟病人的整合性分析(Mata-analysis) 研究表明，植物性蛋白質可降低透析前患者的血清肌酸酐、磷和蛋白尿，且幫助維持透析患者的營養狀況，飲食中植物來源的蛋白質（主要是大豆）可降低慢性腎臟病患者23%的死亡率。

保護腎臟的飲食，就是多喝水、少碰添加物、沒事別吃藥、控制三

否真的「高比例」比「低比例」好，實在有待商榷，畢竟營養學的研究所謂「低」或「高」都是比例相對的問題，很難歸因於單項營養素。例如：若以攝取相同熱量，在蛋白質有一定比例下，若說低碳高脂降低死亡率，又怎能確定是因為「低碳」還是因為「高脂」？真要單獨確認飽和脂肪酸的角色，除非是固定兩組攝取的碳水與蛋白種類與比例，一組「純攝取飽和脂肪」，一組「純攝取不飽和脂肪」（又分為單元與多元），若結果是飽和脂肪組的死亡率低於不飽和，那樣似乎比較有意義。但人們不太可能長時間只攝取一種脂肪，而且食物很少只有單一營養素，例如：牛肉雖主要是飽和脂肪酸，但它仍有一些多元及單元不飽和脂肪酸，因此，這類研究應小心看待，勿只看片面結論。

個人淺見，出現攝取飽和脂肪35%的比10%的中風機率低的原因，可能是因為現今富含飽和脂肪酸的食物多屬肉類、奶類、椰子油這類「天然食物」，而「加工製品」則多含氫化植物油等反式脂肪，且舊有飽和脂肪是「壞脂肪」的觀念，讓有些人刻意減少蛋肉奶類的攝取，卻無形中增加澱粉與植物油的量（也就是說高碳水飲食的人可能傾向飽和脂肪酸攝取<10%），像吃全素者就不乏肥胖與三高的人，主因飲食中食用植物油與加工的碳水製品太多。

另一篇2018年的研究在25年時間美國不同地區追蹤15428名45～64歲人士發現：碳水化合物攝取量與死亡率呈現U型曲線，在50～55%死亡率最低，而碳水化合物攝取量在<40%或>70%死亡率都有增加。總結兩篇，低碳飲食在目前的研究可治療肥胖症、糖尿病、高血壓、高血脂等慢性病，而比起最適當的比例，其實種類才是重點（50%的碳水來自蔬菜與豆類還是來自麵包蛋糕精製澱粉，那個影響與意義是完全不一樣的！）

過低的碳水（例如<5～10%的生酮飲食）之所以會讓心血管疾病死亡率上升，是因為過多（>60%）脂肪攝取加上低膳食纖維（極低碳表示連蔬菜都不太能吃，更不用說植物性蛋白質了），過高的碳水可能代表

太多蔬菜以外的精製澱粉來源，所以老話一句，**「質比量更重要」**：

1. 蛋白質優先考慮維持人的正氮平衡的最低量：（大約占總熱量 30% ～ 40%）

   一般人：1.2 ～ 1.5g/ 公斤 / 天，高齡者或肌少症高危險群建議更高，例如：1.6g/ 公斤／天。

   增肌減脂者：1.2 ～ 3.3g/kg/ 天不等。

   慢性腎病者：0.8 ～ 1g/kg/ 天。

2. 再來是脂肪控制在 20% ～ 30%（勿少於 10%，應避開反式脂肪），多元、單元不飽和脂肪酸等抗發炎脂肪酸可略多於飽和脂肪酸，飽和脂肪請控制小於 10%。

3. 碳水 30% ～ 50%，來源是蔬菜與豆類，還有全穀類等富含纖維的抗性澱粉最適當，水果少量，選擇偏酸富含維生素 C 的，應避開所有精製類澱粉。

   依 2017 年新版《老年醫學聖經》（*Hazzard's Geriatric Medicine and Gerontology*）裡關於〈肥胖與營養〉（"Obesity and nutrition"）這章節，不斷重複「Energy（能量）、protein（蛋白質）、minerals（礦物質）、vitamins（維生素）」就能發現……完全沒有提到碳水與脂肪喔！只要有足夠的能量、優質蛋白質、充分的礦物質與維生素，就是長壽養生飲食。

飲控阻力「食物上癮症」

你是喜歡還是渴望？喜歡和腦內啡有關，渴望和多巴胺有關。你會吃薯條一口接一口停不下來，為何不會吃生菜一口接一口停不下來呢？煩躁或焦慮時你會想來個甜點，為何不會想來份蔬菜呢？答案是：因為蔬菜沒有成癮物質。

飲食控制最大的阻力在於，一想到有「某樣食物不能吃」，就開始感到壓力或焦慮，這樣的感覺其實與菸癮或是毒癮的戒斷現象非常雷同。

「食物上癮症」是1956年以來已出現的名詞，直到近幾年才有大量的實證研究。雖身心科的診斷DSM-V對"Food addiction"仍未有明確定義，但臨床上的確常見許多肥胖個案存在著程度不一的食物依賴現象，尤其是所謂的「快味食物」（hyper-palatable food）；尤指脂肪、糖和鹽混合的食物，常見於加工食品及垃圾食物，讓人立即上癮的特性和戒斷時的反應，和毒品與菸酒的上癮現象並無二致，在功能性核磁造影上的亮點可知和海洛因、古柯鹼這類的成癮物質對紋狀體的多巴胺受器（D-2 receptor）的刺激是同樣強烈，目前可用「耶魯食物成癮量表」（YFAS）作為協助診斷工具。

我有食物上癮症嗎？

1. 每當我開始吃某種食物後，所吃的分量總會比原本預期的多。
2. 每當我吃某些食物時，就算不餓，我還是會繼續吃。
3. 我會吃到身體不舒服。
4. 我會因為吃太多而感到遲鈍或疲勞。
5. 我曾經因為太常吃某種食物，而要花時間來處理吃過量帶來的負面情

緒，使我的社交生活以及休閒時間減少。

6. 當我少吃或不吃某種食物時，會出現躁動、焦慮，或其他生理症狀。

7. 當我少吃或不吃某些食物時，想吃這些食物的慾望會大大提升。

8. 吃某種食物會令我覺得在日常生活中發揮得更好。

9. 我發現常常整天都在吃某種食物。

10. 我曾經因為怕吃得過量，而不出席某些社交場合。

　　成癮與多巴胺有關，但血清素對減肥也不一定都是正向的影響。身體的血清素5%由大腦分泌，95%都來自腸道，由我們的腸道菌分泌。雖然過去的觀念認為，血清素是通過對中樞神經系統的影響，來減少食慾並有助於減輕體重，但2015年《自然醫學期刊》（*Nature Medicine*）發表一個在動物的研究，發現餵食西方高脂肪飲食的動物，周邊血清素增加反而導致肥胖。研究學者進一步發現，如果減少來自腸道的「周邊」血清素的合成，可以減少肥胖與代謝功能障礙的產生。

　　其中的機轉，是因為腸道產生的血清素在周邊抑制了β-腎上腺素神經元的作用，使負責產熱的棕色與米色（brown and beige adipocytes）脂肪細胞降低了產熱，而增加了白色脂肪的堆積（white adipocytes）。而高脂肪食物的影響，還包括讓產生短鏈脂肪酸（SCFA）與升糖素類似胜肽（glucagon-like peptide 1,GLP-1）的腸道菌數量減少，這兩種都與血糖的調控和脂肪堆積有很大的關係，有些用來降血糖兼控制體重的糖尿病相關藥物或針劑（例如最近流行的減肥針Saxenda®）就是與GLP-1有關，與其用藥，不如想想怎麼吃可以讓這些好菌增加，才是根本之道。

　　腸道菌與我們的五感有關，它們分解食物後代謝產物，都是身體的訊號。我們嗅到的氣味、嚐到的味道都是賀爾蒙分子的傳遞；在人類的腎臟有嗅覺接受器，在心臟有苦味的接受器，是不是很神奇？霍普金斯醫學院的研究團隊在2013年發現，腎臟血管內皮上分布的嗅覺受體，可以辨識腸

道微生物所產生的信號分子，來調控血壓。高鹽食物會讓嗜鹽性能產生丙酸鹽的腸道微生物數量提高，而高濃度的丙酸鹽（大於10nM）可以被腎臟上的受器感受到，這也讓高鹽食物對於血壓的影響不再侷限於水分滯留這件事，更多的是腸道菌對於腎血管的腎素調節機制。

在我的門診，有許多人在吃了一至三個月的「4＋2R代謝飲食法」後，發現五感有了很大的改變；曾經的螞蟻人如今連牛奶都覺得甜；曾經嗜吃鹽酥雞的人現在覺得炸物相見不如懷念。更有趣的是，有位本來一天抽兩包菸的老菸槍，後來在排毒飲食一個月後默默把菸戒掉，原因是發現菸味變得令人難以忍受，連旁邊的人抽菸都覺得難聞，於是便把菸戒了，而沒有借助任何的戒菸藥物。數不清的感受分享，讓我更堅信，大部分人對於致肥環境的毫無招架之力，都是由於這些成癮物質的控制，一旦味覺與嗅覺恢復，脫癮成功，恢復了生物擇食的本能，自然會喜歡自然清淡的健康飲食，維持就變得更加容易。相反的，若是沒有用正確的方式循序漸進的脫癮，只是強迫自己不要去碰致肥成癮物，大腦在壓抑過度後的反彈更可怕，而導致之後的加速復胖現象。

第三章

肥胖跟腸道菌的關係

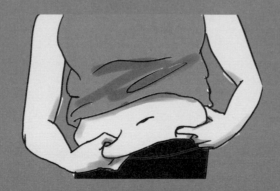

一起進入腸道微菌的世界

2017年6月25日的肥胖醫學中區研討會，改變了我的人生。

那時第一次聽到國內腸道微菌權威吳俊穎教授的演講，發現人體內孕育的生態系複雜度，完全是個地球縮小版。地球的物種不過一兆個，人類目前已知才0.001%；人體的微菌（Microbiota）有數百種物種，總數約百兆個，我們分析出的大概連0.00001%都不到。過去認為腸道菌的細胞數量是人類的10倍（不過近年有科學家指出人體的細菌／細胞比例仍然較接近1：1，而非10：1）；腸道菌的基因數量估計是人類的基因數量的100倍，這占有人體90%以上基因的生物們，才是主宰人類一切疾病跟健康的關鍵。

請把你的腸胃道，想像成一個培養皿，或是一棵大樹，我們是宿主，吃的每一口食物，都會由互利共生的微生物分解後產生許多代謝產物，而這些產物都是重要的訊號分子，跟我們本身的基因互通有無，兩者的協調關乎生理機能的正常運作，包括免疫系統、營養吸收、代謝疾病等等，目前的研究發現腸道菌相的失衡（dysbiosis）跟肥胖、糖尿病、心血管跟肝臟的代謝疾病和營養不良等代謝異常（dysmetabolism）有關。

請想像我們的人體環境正如地球，不同的地理氣候就會有不同的生物存活，例如像酸沼內仍有苔蘚生存，低氧又極度酸性的胃仍有特殊的菌存活；不管多險峻，總是有不同的微生物演化成能在特殊的環境下存活，從高低不平充滿黏液的口腔或雜草叢生毛茸茸的鼻腔都有各種民族存在。而先跳過胃到達小腸跟大腸，等於從山地開始進入平地，從鄉村進入營養跟資源最發達繁榮的都市；腸道是全身有最多居民生存的地方，掌握著人體的健康——就像那些開發中或已開發國際都市的進步跟

破壞，掌握著地球的命運興衰。在第二章裡有提到地球環境的變遷，因為人類的濫伐、過度開墾、工業時代的化石燃料排放，溫室效應加劇，從南極有七個曼哈頓大的冰川融解，亞馬遜跟西伯利亞大火燒掉超過一整個台灣的森林，美國的卡翠那颶風、中國大陸暴風雪、歐洲酷暑、水災海嘯、被海平面上升淹沒的一個個島嶼，都在在顯示「極端氣候」的產生，而伴隨而來的就是居住的生物大量滅絕，生態平衡的崩壞，最終走向毀滅。

這只是外患，人類的內憂正如火如荼，大量的藥物（如制酸劑、抗生素、干擾血脂代謝藥物、免疫抑制劑等等）、環境賀爾蒙、殺蟲劑、農藥、空氣污染、化學添加物，正不斷在破壞我們從皮膚到腸道的屏障跟環境，干擾我們的正常賀爾蒙運作。極高油脂加上極低碳水的「極端飲食」跟氣候一樣，會讓本來就是古老優勢種、能有效利用能量的菌不正常的過度繁殖，讓以纖維為生的好菌大量滅絕（而且這種菌通常都是保育動物），造成微生物生態系的失衡和物種多樣性的降低，進而產生各種疾病和身體的慢性發炎反應，最後跟地球一樣，提早走向滅亡。

目前還有很多未知的真菌和原蟲的多樣性沒研究透澈，誠如地球各個角落還有很多沒被報導或發現的物種持續滅絕中。人類接下來需要面對開源節流、物種保育、維護地球環境的挑戰，同時我們也面對每天的飲食，決定了人體這個「星球」是多采多姿、生氣蓬勃，還是死氣沉沉、異形遍地！

每年春天的「微菌國際研討會」在台北舉行，邀請到了許多各國專家，互相交流截至目前為止腸道菌與人類相關的重要研究結論。我想再過一、兩年，將有更明確的機轉得以被證實。

● 後天飲食及環境對腸道菌的影響，超越先天基因

2018年3月發表在《自然》（*Nature*）期刊上的研究，分析來自1046個健康個體的基因型（genotype）和微生物相（microbiome）的數據，發現基因對腸道菌相的影響力遠不如飲食和環境，此結果跟2017年新加坡李元昆教授的小型（n=43）兒童飲食習慣的研究結果呼應；指出脂肪跟碳水化合物的攝取比例不同會造成孩童的腸道菌群差異，顯示飲食是影響腸道菌變化的主因，而基因次之。

近幾年越來越多的研究發現，母親腸道菌群與孩子的健康發育存在複雜而直接的關係。所謂「後天環境」其實從子宮就開始，胎兒在子宮內的環境暴露，受到所有母體腸道菌代謝的營養、藥物或毒物的影響，我們在孕期吃的所有食物或接觸的有害物質，不只是垂直經胎盤給予我們的寶寶，母親的腸道菌群也影響了孩子的大腦發育、未來肥胖傾向、免疫系統對感染、損傷或壓力的反應。如果母親腸道菌群不健康，那麼她生下的孩子容易出現神經發育障礙或增加未來代謝疾病的風險。

2017年的《自然》（*Nature*）期刊在動物身上的研究發現，媽媽的腸道菌相跟自閉症的發生亦有相關性；哺乳期間母體的腸道菌亦會從乳汁傳遞。懷孕期媽媽身上的菌垂直共享（胎兒並非無菌狀態）＋生產方式（經產道或剖腹產）＋哺乳方式（母乳還是配方奶）＋副食品跟飲食等等，一個人的基礎菌相幾乎從小時候就決定了。

舉例來說，相較於七歲時出現超重／肥胖的兒童，體重正常的兒童在早期（6至12個月）雙歧桿菌（Bifidobacterium）（當時尚無明顯的BMI差異）的數量較高。所以母親在孕期的體重跟體脂肪若增加太多，就會使胎兒得到易致胖的腸道菌相，一個人是易瘦還是易胖體質在3歲前就決定了！當然決定了也並非不能改變，研究發現腸道菌相的改變可以藉由短時間內的飲食就改變，但是否能「維持」這樣的改變，就必須靠

更長時間的飲食、營養跟運動介入，或許還是能改變命運。（這就是我所致力的方向！）

● 食品添加物可能造成腸道菌相失衡

「食品添加劑」定義是為了保持味道或增強口感、改善外觀或是增加保存期限、穩定性而添加到食物中的物質。食品添加劑的製作過程有非常多的化工、萃取，沒有任何營養價值，類似於精製糖的作法。食品中的甜味劑、鐵強化劑、乳化劑、增稠劑（例如：羧甲基纖維素）、鹿角菜膠（Carrageenans）、玉米糖膠（Xanthan gum）等都可能影響腸道菌叢生態。

腸道菌和甜味劑／新興糖的關係

無卡或低卡「無營養甜味劑（nonnutritive sweeteners,NNSs）」分為合成（synthetic）甜味劑例如阿斯巴甜（Aspartame）、三氯蔗糖（Sucralose，俗稱蔗糖素）、糖精（Saccharine）、乙醯磺胺酸鉀（acesulfame potassium-k）跟天然（natural）甜味劑（NSs；索馬甜，甜菊糖苷，monellin，葡萄糖苷和甘草素），另一類是「營養性甜味劑（nutritive sweeteners）」（多元醇或糖醇，例如赤藻糖醇、木糖醇）。

這三年來越來越多不同甜味劑之於人體健康和腸道菌的研究。雖然對於代謝的影響莫衷一是，但是這幾種糖對於大腦的作用的確是不一樣的，例如2019年7月《營養神經科學》（*Nutritional neuroscience*）期刊就有一篇針對20位體重正常且健康的成年男性的雙盲設計研究，測試喝下加入不同糖的奶昔15分鐘後的腦部，在功能性核磁造影（fMRI,functional Magnetic Resonance Imaging）下的反應，這四種糖分別是葡萄糖、果糖、無營養天然甜味劑阿洛糖（allulose）和合成甜味劑

蔗糖素（sucralose），結果發現葡萄糖跟果糖都能讓大腦的食慾中樞獲得刺激而得到相對應的反應，但另外兩種代糖都沒有這樣的功用；這也表示讓身體覺得有甜味但大腦實際上並沒有真正得到滿足的結果，可解釋為何有些研究發現，無熱量甜味劑會讓人更渴望糖，而吃下更多不健康的食物，似乎也增加糖尿病和體重增加的盛行率。

　　合成甜味劑對於人體代謝及腸道菌影響的研究包括可能會增加胰島素抗性，一篇2018年在《分子》（*Molecules*）期刊的研究也發現，人工代糖有干擾及改變腸道菌細胞膜結構的毒性。到目前為止的研究，發現糖精（Saccharin）、蔗糖素（Sucralose）、甜葉菊（Stevia）、海藻糖（Trehalose）和一些糖醇類會影響腸道菌群組成的改變。其中人工甜味劑對腸道菌的影響比較偏負面，天然（natural）甜味劑雖標榜天然，但這些很多是所謂的「甜味蛋白質」，而生產這種甜蛋白的技術目前是以「基因改造」玉米的方式來進行，既然有基改的疑慮，對腸道菌或人類的基因環境有什麼樣的影響就是個未知數，不得不謹慎。海藻糖在2000年被美國FDA核可作為食品添加物，是一種歷史悠久的人造甜味劑，常見於運動飲料中或作為蛋白粉的添加劑。但2018年的《自然》（*Nature*）期刊上發現海藻糖可能具有潛在的、致命性的副作用，就是使某些會引起結腸炎、嚴重腹瀉以及死亡的困難梭狀芽孢桿菌（C.difficile）的感染率增加，原因跟這些抗藥性的致病菌比其他致病菌更能代謝海藻糖有關，值得注意。

　　至於甜葉菊（Stevia）至目前的研究並沒有明確的害處，但2019年研究發現會造成對身體有益的好菌數量下降，不可不慎。2019年1月有一篇大型實驗研究與臨床試驗綜述論文發表，關於甜味劑對腸道微生物群的影響，它的結論是：關於甜味劑對人體腸道微生物組成的影響，進一步的研究是有必要的，寫的仍相當保守；不過還是要注意，若長期使用代糖食品取代碳水化合物和單糖食品，某些需要分解利用葡萄糖維持自存的腸道主要菌種會受到打擊，逐漸被其他可以適應無糖或低糖環境的

雜菌取代，腸道內的正常菌落環境遭到破壞，人的消化功能也會出現問題，例如便祕、消化不良、吸收不良、腹瀉等症狀，所以還是要記得攝取高纖維食物來成為碳水的主要來源。

糖醇類（例如：乳糖醇〔lactitol〕、異麥芽糖醇〔isomalt〕、木糖醇〔xylitol〕、麥芽糖醇〔maltitol〕）看起來是相對有益的原因是，在某些研究發現會增加一些好菌的數量，但要注意因含有發酵的短鏈碳水化合物（Fermentable Oligosaccharides, Disaccharides Monosaccharides and Polyols；FODMAP），可能會導致一些人胃部不適、脹氣或腹瀉，對於腸激躁的人（IBS）、小腸細菌過度增生、急、慢性腹瀉者，都要小心使用。再者，糖醇也並非是天然食物，還是屬於「再加工」食品添加劑，跟天然甜味劑一樣，大多糖醇都是由玉米澱粉轉化而來，如同麥芽糊精，而這些玉米的品種來自工業玉米或者基因改造品種，一般市面的產品標示中，都不會明確告知食物成分來源，長此以往也是個隱憂。

近年來發現對腸道菌比較正向且不影響減脂飲食的糖源，就是L-阿拉伯糖（L-arabinose），最早是日本有專利水解技術從玉米芯跟甜菜萃取出來。這種特殊結構的天然「左旋五碳糖」，在自然界中常跟其他單糖共存，所以不像六碳糖容易被吸收，再來就是它屬於MAC家族成員。MAC（microbiota-accessible carbohydrates, MACs）就是「腸道好菌可以利用的碳水化合物」，包括纖維素、半纖維素、木質素這些，我們說的膳食纖維有一部分也是這個家族，那這個家族的特性是「無法被人體消化道分解」，包括胃跟小腸都沒辦法消化吸收，所以它耐酸耐鹼可以越過胃跟小腸，直接到大腸成為腸道菌的養分。研究發現L-阿拉伯糖還有可以阻斷蔗糖酶，讓蔗糖無法被分解的特性，於是L-阿拉伯糖跟蔗糖就可以一起到大腸去餵我們的好菌，包括難生長易破壞的雙歧桿菌（比菲德氏菌）。2011年的動物實驗發現在蔗糖飲料中加入4%的L-阿拉伯糖可降低餐後葡萄糖、胰島素，而不會引起胃腸道不良反應，同團隊在2015

年添加了L-阿拉伯糖的混合飲食（含澱粉），發現不會改變健康受試者的血糖或胰島素反應，表示只對蔗糖有專一性。

綜觀以上研究可知，被人類廣泛使用的食品添加物，即使在腸道中微量的殘存，若是誘發腸道病原菌的變異與大量增生，都有可能會造成不可預期的負面後果。適量使用醣醇跟L-阿拉伯糖對腸道菌目前研究是正向大於負向，有潛力益生元的好處，但請注意身體還是會有血糖上升的反應，所以雖然可以成為比起精製糖或人工甜味劑更好的糖源，但糖尿病或肥胖者在食用上仍要適量為之。

其他人工添加物

講完了研究相對悠久的甜味劑，2015年的《自然》（*Nature*）跟2017年的期刊也發現乳化劑跟增稠劑也會改變菌相而導致發炎（例如：腸躁症）跟代謝相關疾病（例如：肥胖）。在免疫學期刊《自體免疫綜論》（*Autoimmunity Reviews*）裡一篇文獻回顧的文章提到，隨著食品加工業的進步，為了用省錢省時的方式增加食物的色香味、保存、口感，常會添加包括甜味劑、鹽、人工色素或香料、乳化劑、有機溶劑、麩質等等，而這些添加物會增加腸道通透性，破壞腸道菌跟屏障，形成腸漏症，與現代人自體免疫疾病發生率越來越高息息相關。人造乳化劑（乳酸硬脂酸鈉〔SSL〕、脂肪酸單甘油酯〔Mono〕、蔗糖酯〔Sugar Este〕）跟介面活性劑一樣，扮演著讓本來油水分離的兩相「互溶」的角色，乳化劑一般又會跟一些乳化穩定劑、分散劑並用，用來提高乳化穩定性（例如：糊精、阿拉伯膠、明膠、豆膠類）。

關於「介面活性劑」用在「身體表面」對於皮膚的傷害還在論戰當中，基於生物的細胞膜都是雙層磷脂質的構造似乎不難理解，但接觸時間不長，其實也無法證實壞處大於好處。但是「吃下去」又是另外一回事了，所有的微生物幾乎都有雙層磷脂膜的結構，破壞油水分離的物質

「大量」吃進肚裡，會對腸道菌有所影響，其實並不意外，但是食品添加物在現代食品工業幾乎無所不在，所以儘量選擇較為天然的（意即，不是看不懂的化學式）添加物製成的食品，例如使用天然大豆卵磷脂取代乳化劑、類胡蘿蔔素或葉綠素取代著色劑、地瓜澱粉取代修飾澱粉等等，不過較為天然的成本上常相對較高。

以上這些，都是我每次在門診或是衛教課跟大家耳提面命的，過去腸道菌研究不多，我們不知道這些添加物究竟有無影響，但近年越來越多甜味劑、人造乳化劑對腸道菌跟免疫影響的研究出現，不得不說，從飲食開始改善腸漏症跟降低發炎反應，避免食品添加物的危害，才是現代人健康問題的正解！

● 藥物會減少腸道菌的物種多樣性

2016年的《科學》（Science）期刊發現有幾種藥物對腸道菌多樣性的影響完全不亞於抗生素，前幾名分別為氫離子幫浦阻斷劑（proton pump inhibitors）、降膽固醇藥（statin）、抗生素、瀉劑（這就是我常強調的，藥物是用在刀口上的，非藥物能改善的症狀就不要為求速成而用藥，有耐心的衛教是更好的藥物，可惜台灣的醫療環境不夠友善到可以支援這樣非藥物的衛教模式）。這些失衡的菌相（dysbiosis），都跟腸胃道系統的癌症發生有關係，例如，即使排除掉已感染胃幽門螺旋桿菌的人（這些人原本潛在就有高機率得胃癌），使用氫離子幫浦阻斷劑仍然是胃癌的獨立危險因子。

其他已有研究證實會影響腸道菌叢的藥物，包括降血糖藥物（metformin,DPP4 inhibitors, GLP-1 receptor agonists, acarbose, sulfonylureas, glinides, thiazolidinediones, sodium-glucose cotransporter-2 inhibitors, insulin, drug）、降血脂藥物（statins, fibrates、cholestyramine or ezetimibe）、減肥藥（orlistat）、緩瀉劑（lactulose）、類固醇（glucocorticoids）、免疫抑制劑（immunosuppressive）、非類固醇消炎藥（NSAIDs）、氫離子幫浦阻斷劑（PPI）、緩瀉劑、雌激素類藥物、心血管疾病、抗精神病用藥。

● 飲食習慣跟巨量營養素對腸道菌的影響

2019年10月營養學期刊《營養學》（*Nutrients*）有一篇很重要的研究，綜觀了營養素對腸道菌的影響。人盡皆知腸道益菌的食物就是纖維，而碳水化合物分成可在小腸就消化（葡萄糖、果糖和半乳糖）的，和不可消化的、可以直達大腸的碳水化合物（也就是膳食纖維）。膳食纖維包括非澱粉多醣、木質素、抗性澱粉和不易消化的低聚醣，這些我們統稱為「腸道菌可利用碳水化合物」（microbiota-accessible carbohydrates, MACs）。

其中，膳食纖維又分成水溶性跟非水溶性，非水溶性纖維（如燕麥纖維有2/3的非水溶性）可增加糞便體積、幫助排便，減少有害致癌物質在腸道的時間；而水溶性纖維（如菊苣纖維）可吸附毒素、減緩醣類跟脂肪吸收，且為腸道益生菌的營養來源，可被細菌分解利用。2016年發表於期刊《細胞》（*Cell*）上的研究更顯示，膳食纖維攝取不足，腸道內的細菌就容易分解腸壁粘膜細胞層，導致病原菌及毒素進到血液。故同時攝取足量兩種纖維有助於減少大腸癌及疾病的發生，維持腸道益菌的生態平衡。

這些可發酵的膳食纖維，主要是可以經腸道細菌的作用下產生一個對人體健康很重要的產物——短鏈脂肪酸（Short-chain fatty acids，以下簡稱SCFAs），包括丁酸（butyrate）（15%），乙酸（acetate）（60%）和丙酸（25%）。舉例來說，乙酸和丙酸跟肝臟代謝脂質，葡萄糖和膽固醇有關，前者是膽固醇和脂肪合成的前驅物，後者是糖質新生的基

質。而丁酸在維持組織屏障功能，以及調節基因表達和免疫調節中扮演至關重要的角色。SCFAs能穩定腸道、刺激上皮細胞的增殖和分化、鹽和水的吸收、維持粘膜完整性並減少炎症，此外，SCFAs還能藉由表觀遺傳的調控（epigenetic regulation）來抵抗癌症，並且能刺激許多跟飽足感有關的激素分泌（例如：glucagon-like peptide 1, peptide YY，瘦體素）。

而蛋白質對腸道菌群組成的影響依蛋白質的種類而異。動物性蛋白質（尤其是來自紅肉和乳製品的蛋白質）可能會導致耐膽汁的厭氧細菌增加，這些腸道菌群的改變會導致氧化三甲胺（Trimethylamine-N-oxide, TMAO）的增加，這個代謝產物會透過巨噬細胞堆積血管壁、抑制膽固醇的回收路徑還有增強血小板凝集活性等機轉，導致血管粥狀動脈硬化與栓塞。另外也發現過多動物性蛋白質的攝取，可能會因分解其中的無機硫跟含硫胺基酸，例如甲硫胺酸（methionine）、半胱胺酸（cysteine）、牛磺酸（taurine）而增加硫化氫（H2S）的產生而引起發炎性腸道疾病（inflammatory bowel diseases, IBD）的風險；不只如此，動物性蛋白質的發酵還會降低雙歧桿菌（Bifidobacterium）的數量和短鏈脂肪酸（SCFA）的產生，潛在地增加了發炎相關疾病的風險。相反的，研究發現食用豆類的植物性蛋白質會增加腸道共生的雙歧桿菌（Bifidobacterium）和乳桿菌（Lactobacillus），從而刺激了短鏈脂肪酸（SCFA）的產生，並減少致病性的脆弱擬桿菌（Bacteroides fragilis）和產氣莢膜梭狀芽胞桿菌（Clostridium perfringens）。

此外在動物實驗中，發現在西式飲食（高糖、高油）後給予大豆蛋白濃縮的補充劑，可使雙歧桿菌科（Bifidobacteriaceae）、梭菌目（Clostridiales）的豐富度顯著增加，而擬桿菌的數量降低。整體來說，植物性蛋白質對腸道菌群的影響是較有益的，可能也跟富含膳食纖維有關。

另外蛋白質的量也有影響，動物實驗發現在同樣高脂肪飲食下

重點不是吃什麼，是腸道菌怎麼吃

在最早2005年的研究，就發現肥胖者有較低的腸道微生物多樣性，且較高的厚壁菌門（Firmicutes）與擬桿菌門（Bacteroidetes）比例（高F/B比例）；但是從國中生物課教的「界門綱目科屬種」就可以知道用菌「門」來看實在是略顯粗糙，畢竟這兩種原本就是人類最多的菌門。所以近年來許多研究又著重在另一個同為擬桿菌門（Bacteroidetes）其中的「屬」的比例：普雷沃氏菌屬（Prevotella）／類桿菌屬（Bacteroides）比（P/B比例）。在2019年《國際肥胖雜誌》（*The International Journal of Obesity*）的論文裡提到：P/B比例越高的人越容易減肥，也越能經過多量膳食纖維飲食減去體脂肪，但以上這樣的比例有很大的爭議，因為比例的改變有可能是兩邊細部的「屬」或「種」的消長結果，所以還需要更細部的去分析瞭解。

先來認識腸道菌生態系怎麼形成。在一歲前的寶寶擁有很多放線菌門（Actinobacteria），我們常聽到的腸道好菌雙歧桿菌屬（Bifidobacterium）就是屬於放線菌門。若吃配方奶，就會再加上擬桿菌門（Bacteroidetes）較多，若是母奶就會是厚壁菌門（Firmicutes）比較多，因為厚壁菌門裡的乳酸桿菌屬（Lactobacillus）會增加，這也就是為何吃母奶的寶寶未來比較不容易肥胖，免疫力也比較好，跟較多的雙歧桿菌和乳酸桿菌有關。

可是隨著副食品的加入，吃的東西越來越複雜，9～18個月的幼兒的腸道菌會開始變得像成人——由厚壁菌門（Firmicutes）與擬桿菌門（Bacteroidetes）主導（占98%），而且腸道微生物多樣性也開始增加，到三歲前的飲食會一直動態性的影響整個腸道菌相，而擬桿菌門（Bacteroidetes）跟變形菌門（Proteobacteria）這兩個菌門的數目相

對穩定，三歲後較少受影響。倒是厚壁菌門（Firmicutes）跟放線菌門（Actinobacteria）這兩個屬於母奶寶寶會比較多的菌門，會因飲食影響有劇烈變化，所以所謂肥胖者的 F/B 比例高（厚壁菌／擬桿菌），並不是代表擬桿菌門減少了，事實上放大來看，兩邊的菌門都有不同的菌屬異常增加或減少。肥胖者的腸道菌變化，包括：

1. 屬於擬桿菌門的普雷沃氏菌屬（Prevotella）上升，但同屬擬桿菌門的諸多菌會下降，例如另枝桿菌屬（Alistipes）、多型擬桿菌（Bacteroides thetaiotaomicron）和黃桿菌屬（Flavobacterium）。

2. 屬於厚壁菌門（Firmicutes）的瘤胃球菌科（Ruminococcaceae）大幅增加，但梭菌綱（Clostridia）的普氏菌（Faecalibacterium prausnitzii）、布氏菌屬（Blautia）成員會減少。

3. 產生短鏈脂肪酸的放線菌門（Actinobacteria）大量減少，例如雙歧桿菌屬（Bifidobacterium）。

4. 產生內毒素的變形菌門（Proteobacteria）增加。

5. 跟腸道屏障有關的好菌黏液阿肯曼氏菌（Akkermansia muciniphila）下降。

6. 腸道物種多樣性（diversity）下降。

除細菌外，最近的研究發現微生物群中的代謝網路還跟酵母菌和古細菌有很大的關係，但這部分的研究仍然缺乏。高糖高脂的傳統西式飲食會同時造成：

1. 脂肪堆積導致巨噬細胞相關的發炎反應，還有刺激脂肪細胞分泌相關激素，這些激素都跟胰島素抗性及瘦體素抗性有關，衍生出胰島素抗性相關疾病，例如：多囊性卵巢、代謝症候群、糖尿病、肥胖。

2. 腸道內產生內毒素脂多糖（Lipopolysaccharide）的細菌數量增加，引發一連串身體的先天免疫反應，造成器官的傷害及身體的慢性發炎。
3. 高糖和高脂飲食還可能通過改變一些胺基酸跟代謝產物，例如：組氨酸（histidine）、谷氨酸（glutamate）、支鏈胺基酸（BCAA）、短鏈脂肪酸（SCFA）和其他因子的含量來改變腸道菌相，並影響腸道屏障的功能而造成上述第1、2點的情形更加嚴重，成為惡性循環，使肥胖跟相關代謝問題越趨嚴重。

　　前面有提到腸道菌的組成一旦改變，會影響我們對食物的吸收利用，過去研究發現：肥胖者身上的腸道菌物種多樣性較低，是因為種類減少跟某些「很會回收利用轉化成脂肪」的菌增加，這些微生物群組成的有害變化，可能導致未消化食物分子產生的能量增加，從而導致能量穩態的失衡。

　　先來說厚壁菌門（Firmicutes）裡占有最多量的瘤胃球菌（Ruminococcus）屬，本來就是腸道的優勢種，算是最古老的「史前細菌」。瘤胃球菌的可怕之處，在於能抵抗脫水跟極端環境；在遠古時代人類祖先常有一餐沒一餐，我們的共生菌為了讓宿主得以生存，可以從食物裡榨取出每一分必要的熱量，連樹皮或草也能轉化成熱量跟脂肪，這些善於利用食物並轉化成熱量的菌，就是讓我們熱量計算不準的原因，而在現代的高糖飲食就會導致幫忙吸收過多的糖，從而導致肥胖或超重。在前面章節提過，肥胖是營養不良的病，越是肥胖的人，對營養的吸收越差；越是感到身體環境營養不良，這些善於利用食物轉化為熱量的菌越占多數；不過瘤胃球菌在其他疾病的相關性還有待證實，例如過敏、結腸癌或是中風，都有不一致的相關性發現。

　　再來認識一下制衡它們的瘦子三兄弟吧！瘦子身上的物種多樣性較高，而且大部分是「不善處理分解所以熱量都排出體外」的菌。代表為

瘦子三兄弟：數量足以跟厚壁幫派分庭抗禮的擬桿菌屬（Bacteroides）、隸屬於放線菌門（Actinobacteria）的雙歧桿菌（Bifidobacterium）還有隸屬疣微菌門（Verrucomicrobia）的腸道壁守門員黏液阿肯曼氏菌（Akkermansia muciniphila）。

☑ **擬桿菌**也算是元老，是體內常在菌中數量占最多（70%）的伺機菌，會依環境決定要幫助益菌或害菌。這個屬的菌都擅長使用碳水化合物，但在碳水化合物不夠時也非常會利用蛋白質當能量，善於抑制食慾跟促進脂肪燃燒；因為擅長分解碳水化合物跟蛋白質，並將多餘營養分解掉，擁有這種菌型的人可能會比較不容易肥胖。過去研究發現布吉納法索的兒童以擬桿菌（Bacteroidetes）族群為主，其中多型擬桿菌種（Bacteroides thetaiotaomicron）、另枝桿菌屬（Alistipes）、狄式副擬桿菌（Parabacteroides distasonis）是屬於善於分解多糖，可以降低肥胖的；但也有些可能跟肥胖相關的，例如同屬擬桿菌門而且占多數的普雷沃氏菌屬（Prevotella），這種菌對於分解高纖維碳水並轉為有效可利用能量十分擅長，是吃高糖高油的義大利兒童身上較少的（義大利兒童厚壁菌門比較多），在非洲貧瘠的環境可僅靠根莖類讓非洲兒童生存，但若是吃精製的高碳水飲食反而會讓普雷沃氏菌大量增加，而引發心血管疾病相關風險。（所以非洲兒童到義大利住個十年可能會爆肥的意思 XD）

☑ 而吃母乳的寶寶身上有大量**雙歧桿菌**（Bifidobacterium），跟免疫相關，數量越多抵抗力越好，還可以抑制腸道中食物腐敗產生的毒素，這個菌屬也跟內臟脂肪的減少有很大的關係，雖然本身不是產丁酸菌，但產生的乳酸跟乙酸可幫助產丁酸菌合成丁酸。

☑ **阿肯曼氏菌**（Akkermansia muciniphila）是會促進腸道更新、保護腸道屏障的守門員（大概就跟阿斯嘉的海姆達爾一樣的角色），決定

誰可以入境到血液之中，若它的數量降低，腸道壁變薄、通透性增加，就會有很多毒素跟壞東西趁機進入，造成發炎反應跟胰島素抗性，這隻菌和雙歧桿菌以及乳酸桿菌都能產生大量對人體有益的短鏈脂肪酸（SCFA）。

而以上瘦子三菌屬加上厚壁菌門裡的乳酸桿菌屬（Lactobacillus）都是吃高脂肪食物數量就會減少的菌，這也就是為何我會不建議高脂飲食。這些菌就是飲食跟肥胖研究中常需要觀察的重點，過去研究發現，細菌組成的改變只有在飲食控制者減去一定的體重後才變得明顯；低脂飲食者必須減去6%的體重，低碳飲食者只要減去2%的體重，就足以改變細菌組成，但若要增加整體腸道菌的多樣性，往往要特殊的巨量營養素比例（高蛋白質+高纖維+低脂）外，也要在達到10%以上的體重減輕，才有機會改變整體菌相。

腸道菌相的好壞決定了維持難易

　　減重不難（這裡的重量包括所有非脂肪及脂肪），所有能提升基礎代謝、降低攝取熱量、增加能量消耗的方式都能辦到，只是依巨量營養素的分配不同，身體組成的改變就會有所不同，最難的還是維持。研究發現許多人一年減去的公斤數，會在第二年復胖一半的體重，五年後比原本更胖。2019年7月我看到一篇報導，是阿根廷一名男子在當地的減肥節目從209公斤減到95公斤，成為該節目的減重冠軍，但卻在減重後陷入暴食狀態，體重在短短四年間飆升超過250公斤，甚至到後來將近400公斤，因憂鬱症跟肥胖帶來的併發症造成器官衰竭、抑鬱而終。這樣的憾事讓我想到之前生酮飲食教主爆肥的新聞，在我看來，這都是極端飲食造成腸道菌生態系的浩劫產生的反饋現象。

　　關於維持期飲食的小研究很多，近期最大的研究，是2010年發表在《新英格蘭醫學期刊》（*NEJM*,"Diets with High or Low Protein Content and Glycemic Index for Weight-Loss Maintenance"）上，針對蛋白質跟升糖指數（Glycemic index,GI）的高低影響做比較。

※ 注：碳水化合物以升糖指數（GI）高低分類，升糖指數代表食物造成血糖上升速度快慢。以葡萄糖五十克飯後兩小時使血糖上升的數值為一百，低升糖指數（低於五十五）例如蔬菜、牛奶，高升糖指數（大於六十五至七十以上）例如麵包、玉米片等精製澱粉。至於升糖負荷（Glycemic load,GL），也就是食物所含的碳水化合物含量（克）再乘上 GI 值的數值。

　　這份研究以丹麥主導，橫跨了八個歐洲國家、多個醫學研究中心、隨機分配，以773個過重及肥胖男女（BMI：27～45）為研究對象，先採行800～1000卡／天的低熱量飲食八週減去至少8%（平均11公斤）的體重，再隨機分組，以五種不同營養組成飲食法進入維持體重期共計26週，全都不限制熱量，並適量攝取脂肪（25%～30%）。沒有飲食限制的一組作為對照組，其他四組飲食分別為：

（1）低蛋白（17%）＋低 GI（61）——（紫色實線）

（2）低蛋白（17%）＋高 GI（65）——（綠色虛線）

（3）高蛋白（22%）＋低 GI（61）——（紅色虛線）

（4）高蛋白（22%）＋高 GI（65）——（橘色實線）

　　如圖所示，左軸為體重變化，橫軸為時間，最後結果發現採高蛋白＋低GI（紅色虛線）的人最不易復胖且最容易持續執行，甚至在中間幾週還有持續的體重下降。而低蛋白＋高GI（綠色虛線）則是顯著回升將近兩公斤（平均1.67公斤），甚至比對照組更多，且最容易中途放棄。

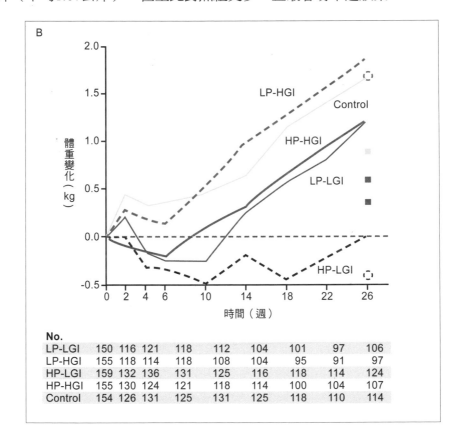

No.									
LP-LGI	150	116	121	118	112	104	101	97	106
LP-HGI	155	118	114	118	108	104	95	91	97
HP-LGI	159	132	136	131	125	116	118	114	124
HP-HGI	155	130	124	121	118	114	100	104	107
Control	154	126	131	125	131	125	118	110	114

　　至於高蛋白＋高 GI 和低蛋白＋低 GI 的這兩組有較相似的變化，平

均復胖體重介於中間（橘色跟紫色實線）。高蛋白質比低蛋白質組平均
體重增幅少了 0.93 公斤，低 GI 比高 GI 組平均體重增幅少了 0.95。值得
注意的一點，不管升糖指數為何，高蛋白值組都可以在 26 週後大幅降低
攝取的總 GL 值（40 克左右），而低蛋白質組只降低 10～20 克的 GL 值，
我認為，這是高蛋白發揮了飽足感跟抑制食慾的功能，即使吃的是高 GI
值的精製型澱粉食物，也不會吃下太多，而低蛋白組飽足感低，即使是
吃低 GI 值的蔬菜類也很容易吃過量，增加了整體的碳水攝取量。

不過這個研究有幾個問題：

（1）研究之前設定的目標是蛋白質高低組差距為 12%（13% vs.25%），
但最後差距是 5.4% 左右，但個人認為，在營養學的觀點，16% vs.
22% 已是有意義的差異。

（2）研究之前設定的目標是 GI 高低組差距為 15 單位，後來卻只有 4.7
單位，而且 61 跟 65 在我看來都是屬於中到高的 GI 值，看不出真
正低跟高的差別。

（3）沒有討論升糖負荷（glycemic load,GL），許多研究發現 GL 比 GI
和體重的關係似乎更大，控制 GL 值的高低似乎更為重要。

由以上的研究我們可以歸納一個結論是，高蛋白質加上低升糖指數
的飲食法，不用去算卡路里，可避免復胖太多公斤數、有助於減重後的
體重維持，實行度高，易於長期的體重控制（這跟上一章說到的提高腸
道菌豐富度的營養比例互相印證）。

根據一項健康成年女性的九年追蹤研究，腸道菌越均衡多樣性跟
基因數越高的人，越易維持體重，反之菌相失衡基因數跟多樣性都低的
人，體重越易默默增加。研究發現一般的低卡飲食有可能讓腸道菌的基
因數及多樣性更低，所以經歷越多次錯誤減肥的人，越容易變成難瘦又

易復胖體質。而我的飲食法，是依據目前有實證能改善腸道菌基因數量的營養素分配，雖然無法超越長期先天加後天的差距，但目標是造成改善或至少不要下降跟破壞菌相，更甚者，期望可以增加腸道菌的基因豐富度跟多樣性，幫助減肥後的長久維持。

我在上課時常舉例一個2016年在《自然》（*Nature*）期刊上關於腸道菌跟復胖關係的研究〈飲食後持續的腸道菌相變化調節飲控後的復胖速度〉（"Persistent microbiome alterations modulate the rate of post-dieting weight regain"），發現吃高脂肪飲食變胖的老鼠，在減肥後再碰到高脂食物時，體重會飆升到跟從來沒有減肥過的胖老鼠一樣（有沒有很耳熟），然後再飲控一次，會發現越來越難減，而且復胖越來越快速（有沒有覺得很熟悉）。

結果發現，高脂飲食和反覆減肥過程，讓腸道菌變成越來越節能的菌相（減少抗氧化類黃酮的產生、使能量消耗下降、菌相多樣性降低、代謝產物減少）造成之後碰到食物產生能量加倍儲存的現象。

這告訴我們兩件事：

（1）高脂食物（high fat diet）對身體腸道菌的破壞是立即且持續性的，跟你的胖瘦無關，而是產生的發炎反應造成節約的腸道菌相、腸道菌相失衡（ex. 愛吃脂肪的菌增加）跟「易胖體質」。

（2）太極端的挨餓節食或激烈運動瘦下來，都是給身體不小的「壓力」，就算是瘦到很低的體脂率或是有減到脂肪，身體的腸道菌也會因應環境的激烈改變而調整組成，摩拳擦掌等待將接下來吃的食物加倍儲存回到你當初身體「最感安逸」的體脂率，以前的肥胖研究稱之為「定點理論」（set point therapy）來形容減肥的「溜溜球現象」（cycling weight regain）。現在腸道基因定序研究發達，其機轉更確實被瞭解是跟腸道菌相的失衡（dysbiosis）

與菌種多樣性減少有關。

「復胖」的現象是複雜而多因性的，但是飲食、情緒、營養利用轉換和儲存全都是由你我腸道的微生物所決定，跟熱量加減無關，一切都是微生物生態系因應環境的巨變而演化成適應生存的方式。前面一開始介紹了許多胖子跟瘦子菌的成員，不難理解，越是營養素貧乏的飲食，存活下來的越是加倍吸收利用熱量的菌；很多肥胖者一開始除了身體質量指數偏高，抽血跟身體症狀沒有任何異狀，反倒是在一次次不健康的減肥手段後，讓腸道菌相變得越來越差。誠摯建議各位讀者，只有能吃一輩子的健康飲食，才是「健康瘦、不復胖」唯一的路。

拯救貧瘠的腸道菌相

　　為了改善人類的腸道菌相，如果把某個腸道益菌做成如藥物般的高劑量給予，能治療肥胖嗎？舉例來說，幾乎所有研究都指向黏液阿肯曼氏菌（Akkermansia muciniphila，以下簡稱AKK）可能是未來治療過重、肥胖、糖尿病、高血壓、脂肪肝等代謝相關疾病的新星（甚至有研究推測它可以治療癌症），老鼠跟人類的研究發現其機轉跟腸道通透性、胰島素抗性、血糖耐受性等有關，就連慢性蕁麻疹跟乾癬患者都可發現有AKK菌比一般人少的跡象，這時科學家就會有個想法，既然在這些有疾病的人身上AKK都有明顯減少的跡象，那我們把AKK菌做成藥物，是否就可以治療肥胖呢？

　　在2019年7月，《自然醫學》（*Nature Medicine*）期刊發表一項名為《在超重和肥胖的人體志願者中補充AKK菌：一項概念驗證的探索性研究（藥物臨床試驗第二期）》，描述了一項首次在人體中進行的AKK菌補充實驗，由比利時的藥物研究團隊完成，主要來看作為藥物的安全耐受性跟對代謝相關指數的療效，次要看對腸道通透性跟菌相的影響。

　　此實驗將32位體重過重及肥胖（BMI＞25）的自願者隨機分派到三組，為期三個月：

（1）安慰劑組（Placebo）

（2）口服「活」的 AKK 菌（一百億隻菌數／天）

（3）口服「死」的 AKK 菌（一百億隻菌數／天）（不過此組的參加者一開始的胰島素抗性就比其他組有顯著意義的高喔。）

經過三個月後實驗結果如下：

☑ 所有人均未出現不良反應，且耐受性良好。故長期（三個月）口服每天一百億隻 AKK 菌在超重、肥胖和有胰島素抗性的患者身上是安全的。

☑ 血糖相關：安慰劑組的胰島素濃度上升，另兩組下降（約 30%），不過 AKK 死菌組跟安慰劑的比較才有顯著意義的變化，活菌無。AKK 死菌跟活菌組的胰島素抗性都有改善，而安慰劑組則是變差，但跟安慰劑組相較，只有死菌組有顯著意義的提高了胰島素敏感性指數（約 30%）。另外，AKK 死菌組 DPP4 活性（跟發炎有關的酶）顯著降低，顯示降低了炎症，但另兩組則無此變化。

☑ 血脂相關：與安慰劑相比，AKK 死菌組總膽固醇顯著降低 8.68%，而低密度脂蛋白（LDL）膽固醇降低 7.53%，三酸甘油脂降低 15.71%，但活菌組則無此變化。

☑ 體重相關：與安慰劑組相比，AKK 死菌組三個月稍微減輕了 2.27 公斤的體重，約 1.37 公斤的脂肪重，腰圍約 1.56 公分——但這一變化沒有達到統計學意義。（請注意：三個月才兩公斤，並未達到 5% 的顯著意義體重減輕標準。）

☑ 最後，AKK 死菌組顯著降低了許多跟發炎反應相關的指標（例如 LPS、LDH、肝發炎指數、白血球）。表示可能透過改善腸道的通透性而降低全身組織包括肌肉的損傷。But ！沒有改變整個腸道菌相，沒有影響整個腸道菌的組成。

對於這樣的結果，其實死菌會比活菌有效並不意外，早在之前2017年的研究就發現經過巴氏加熱滅菌後的AKK菌，其細菌外膜的Amuc-1100蛋白質的活性還存在，且可治療肥胖跟糖尿病的小鼠，因此巴氏滅菌後的死菌，可能消除了AKK活菌中某些「不必要」的物質，而保留了

有用的Amuc-1100（故死菌比活菌有效的研究也暗示了服用外源性益生菌或許死菌比活菌有效）。

　　AKK菌的死菌補充劑或許可改善某些代謝相關數值，卻對體重體脂幫助不大，這個結果完全在我意料之中，雖然肥胖跟菌相失衡的因果關係一直是雞生蛋、蛋生雞的問題，但我個人認為，在飲食不正常而造成肥胖跟脂肪的不正常堆積之下，許多好菌的「餓死」失去了跟壞菌互相制衡的能力，因此造成身體各項保護力的下降跟炎症反應的發生。

　　「AKK菌的減少」並不是造成肥胖的「因」而是「果」，只是AKK負責分泌的黏液跟腸道壁的通透性最有關，所以補充不足的數量，可以改善某些腸漏症造成的相關發炎反應跟發炎產生的胰島素抗性，但源頭的飲食造成的「生態系失衡」、「腸道菌叢多樣性下降」並無法改善，又是走回治標不治本的老路。從實驗結果的糞便中回收到更多的死菌，可以發現這些AKK菌只是跟一般西藥一樣，對身體都只是暫時性的影響，用自身的蛋白質補補腸道的破洞後，沒有留下任何可以繁衍的子嗣就離開了（所以並沒有辦法定植）；以單純治療糖尿病或高血脂的效果來看，不如藥物（但是副作用比藥物少），更不如飲食的改變。（飲食幾乎零副作用，而且血脂一個月可以降30%～50%！）

　　這個研究讓我想起遠古時期的「瘦體素」研究，人類天真的以為給肥胖的人打入瘦體素就能變瘦（在缺乏瘦體素基因胖老鼠身上發現打入瘦體素可變瘦），殊不知人類根本不缺瘦體素（脂肪細胞源源不絕分泌），是因為脂肪增加太多造成的瘦體素抗性使得瘦體素不作用啊！

　　所以，不要妄想靠一個仙丹神藥不勞而獲變瘦了，生態系的問題不是單一物種可以解決，想防止物種滅絕不是關在動物園繁殖就好，而要全面改進地球生態跟減少破壞，讓物種可以在地球永續經營下去。想改善腸道菌相跟受體素抗性、胰島素抗性，從飲食跟營養素著手，才是真正治本的方式，而且這樣的飲食改變，要延續一定的時間才能達到穩定並且代代相

傳；而連飲食都救不了的菌相失衡，或許就要期待糞便移植。那回到飲食上，前幾章已然讓大家瞭解我們腸道菌分成瘦子聯盟跟胖子幫派，且這些大魔王特別頑強，通常以一抵十，那我們要如何改變呢？

1. 避免會殺死好菌的食物：

2016年我國跟美國先後在世界頂尖期刊發表的文章，不約而同指出，吃「高飽和脂肪」跟「糖」的飲食，會養出一個單調而簡單的「低生物多樣性」的菌相；相反的，「高纖維」跟「植物性蛋白質」能夠養出美麗而豐富複雜的腸道生態系。胖子菌已是優勢種，不管是脂肪、碳水跟蛋白質都能轉化成熱量跟脂肪儲存，既然餓不死，那就要想辦法增加好菌的軍團。

研究發現高脂肪食物，如：炸物、美乃滋、含糖量高的甜點，都可能會導致好菌死亡。雙歧桿菌很挑的，高脂肪食物它可能一口都不吃，而動物跟人的實驗也發現，吃下脂肪含量高的食物，其腸道裡的阿肯曼氏菌也會減少100倍，使腸道細胞上的粘液層變薄，最終導致腸道屏障千瘡百孔。

所以避免高飽和脂肪與糖，是避免好菌減少的第一步。

2. 增加好菌喜歡的食物：

高纖維是好菌的最愛，分解後的短鏈脂肪酸可以降低發炎反應、促進脂肪燃燒跟代謝，還有參與身體各項生理功能。例如：富含水溶性的菊苣纖維的食物還有非水溶性的葉菜菌菇類。富含纖維的植物性蛋白質也是瘦子菌最愛。日本抗衰老營養學會會長Bejit Ideas博士發現發酵的豆類製品產生大量好菌的產物，醋酸鹽。而美國威斯康辛－麥迪遜大學發表在《分子細胞》（*Molecular Cell*）期刊的研究團隊發現富含植物性碳水化合物（如纖維）的食物，可以養出更漂亮多樣的生態系，植物性食物占比例太少的人，生態系逐漸貧乏，腸道菌無法經分解纖維產生

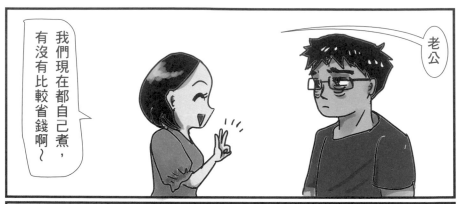

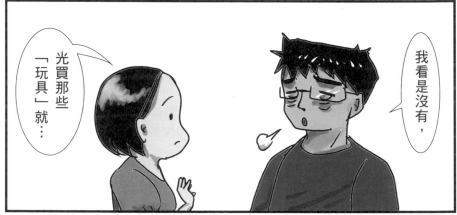

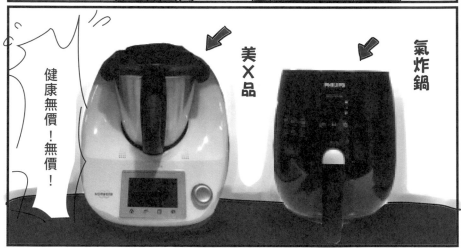

「4＋2R 代謝飲食法」排毒＋養出易瘦體質腸道好菌相

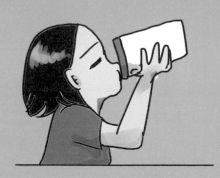

回復物種多樣性腸相＝恢復正常代謝力

台灣十大死因，除肺炎、事故傷害外，其他85%以上都屬「生活習慣病」。

多餘脂肪的不正常堆積代表正處於疾病前期的亞健康狀態，起因為長久下來不良的飲食習慣跟外在環境壓力，造成體內毒素的累積、營養不足卻熱量過剩、吸收營養能力受阻，肝腎解毒器官受損最終導致腸道菌叢生態的失衡及身體調控代謝的能力異常。

當身體無法正確吸收、利用、代謝掉熱量跟營養，就會使多餘的熱量儲存成脂肪細胞，連帶脂溶性的有害物質，日積月累而衍生出許多跟發炎相關的慢性疾病（心血管疾病、糖尿病、痛風、代謝症候群、風溼免疫疾病、各種過敏相關問題……等等），甚至是癌症。

目前的研究指出，只要是降低卡路里的攝取，不管是低碳還是低脂都會有一定程度的效果，但巨量營養素的內容不同，影響的是身體組成的差別跟日後復胖機率及維持期的難易。市面上的減重飲食法五花八門，但一味追求數字卻可能減掉了健康。每個人的體質跟對食物和營養的需求不盡相同，就像我們的腸道菌叢和指紋一樣獨一無二。故應該經由專業醫師全方位的評估，找出最適合個人的理想體重和身體組成比例（肌肉、脂肪、骨骼），連結個人需求和特定營養，透過非藥物的方式量身訂做適宜的飲食運動計畫。

我首創的「4＋2R代謝飲食法」，就是藉由一至三個月清理體內老舊廢物、補足微巨量營養素、避免加工製品跟藥物的危害，來調整失衡的腸道菌相及代謝，並透過6至12個月的維持期飲食，以期達成以下目的：（1）終生輕鬆維持健康的身體組成；（2）養成良好的生活習慣；（3）養成豐富多樣性的腸道菌相，進而預防疾病、失能及積極促進健康長壽

的目標，適合終生融會貫通在個人的生活當中。

4 ＋ 2R 重啟代謝計畫：終極目標：內在抗老（Remodeling）

一、啟動期（1 ～ 3 個月，因人而異）

1. Remove：清理腸道、降低壞菌、快速進入燃脂模式。
2. Renew：主要減脂期，營養介入養好菌，更新賀爾蒙。
3. Repair：主要增肌期，修復受損的細胞跟組織。
4. Recode：繼續增肌減脂，重新編碼身體的新定點。

二、維持期（6 ～ 12 個月，時間越長越不易復胖）

5. Remember：讓身體記住並習慣新的平衡點。
6. Reset：重設最健康自然的身心靈狀態。

終極目標：內在抗老（**Remodeling**）+ 外在抗老（**Rejuvenate**）

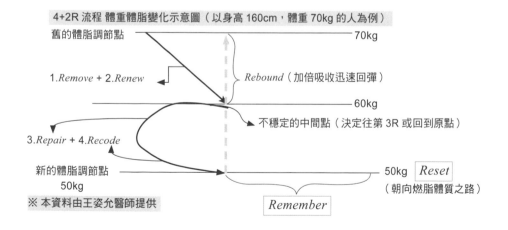

4+2R 流程 體重體脂變化示意圖（以身高 160cm，體重 70kg 的人為例）

舊的體脂調節點 — 70kg

1.Remove + 2.Renew — Rebound（加倍吸收迅速回彈）

60kg

不穩定的中間點（決定往第 3R 或回到原點）

3.Repair + 4.Recode

新的體脂調節點 50kg — 50kg ｜Reset｜

（朝向燃脂體質之路）

Remember

※ 本資料由王姿允醫師提供

任何人都可以立刻開始的腸瘦／長壽飲食法

在我的門診中有實踐過這套飲食法的人，小至7歲大至82歲，有腎功能不全／單顆腎／做過腎移植、有肝指數爆表者、有風溼免疫科疾病、有癌症接受化療中、開刀行動不便或大小夜輪班工作或是每天都要應酬的人，還有備孕／懷孕／哺乳中的婦女，幾乎所有人只要是想促進健康都可以實行。不過在我門診的流程，還是會經過抽血、量測身體組成、檢視用藥和詳細的病史，依個人的情況、需求甚至視工作和作息來調整食譜跟營養素的單位；畢竟能夠長久執行、融入生活中成自然的健康飲食法，才是輕鬆維持不復胖的基礎。

● 餐前小提醒：

為了刺激副交感神經幫助消化，每餐前請先做三次腹式深呼吸（鼻吸口吐氣）。請將注意力放在享受食材的味道，懷著感恩的心，珍惜每一口吃下的食物，重新建立跟食物的關係。以邊吃邊喝水的方式放慢進食速度，細嚼慢嚥，感受胃的八分飽。

● 絕對禁止：

所有水果類（大番茄除外，可視為蔬菜）、精製澱粉糕餅類、油炸類、加工製品及含糖跟油的醬料（例如醬油膏、番茄醬），酒類因含有糖分，也絕對禁止，在不得不喝或因為工作的關係沒有辦法每天配合時，請跟醫師依個人狀況討論。

● 可適量攝取：

　黑咖啡、無糖茶。無咖啡因的國寶茶跟花茶類則不限量。

● 微量元素的補充：

　肥胖跟想要增肌減脂的人微量元素都缺很大，若是沒有補充比平常更高單位的必需營養素，就容易有貧血（鐵、葉酸、B_{12}）、掉髮（鐵、鋅）、疲倦（B群、維生素C）、牙齦出血或容易瘀青（維生素C）、骨鬆（鈣、鎂、維生素D）、脂肪無法正常代謝等等問題，例如腸道菌的研究發現，當低卡飲食的時候，製作維生素B群的菌會有不活化的情形，研判跟降低身體代謝的機制有關，故在進行低卡低碳飲食的過程中，都需要額外攝取。另外一項研究顯示，服用鋅補充劑的老年人，可降低66%和慢性發炎有關的疾病風險（如動脈粥狀硬化、癌症、神經退行性疾病和免疫性疾病），而2019年日本的回顧性研究發現鐵劑的補充，遠超過治療貧血本身的效益，即使是沒有貧血的人，也能從補充鐵劑上得到疲勞改善降低心臟粒線體損傷、改善心臟功能的效果。

● R2～R4的烹調方式：

　無額外加油的涼拌、蒸、燙、煮、烤、滷（滷汁不加油）利用食材本身的脂肪達到一天30%左右的熱量來自於脂肪的標準。添加鹽、醋（果醋除外）、清醬油（嚴禁醬油膏）。可多利用辛香料（蔥薑蒜、生辣椒、七味粉、薑黃粉、迷迭香等）促進代謝跟增加水量。

● 水量是關鍵：

　在R1排毒期間每天水量儘量4000～6000毫升，喝水建議少量多次，每次500毫升以內，視個人排汗排尿排泄狀況調整，易夜尿者建議晚上7點後不要喝水，避免水腫建議晚上9點後不要喝水或小口飲用，心肝腎功能不佳者請跟醫師討論調整飲水量。

● 睡眠：

　　盡量在晚上10點前入睡。晚上11點至凌晨兩點是許多消化及排毒系統作用以及跟瘦身相關激素分泌時間，要把握機會睡覺。我們瘦體素的濃度高低和進食沒有太大的關係，不過一天之中凌晨零時到凌晨四時的濃度最高，會抑制身體的合成代謝（anabolic），例如把多餘能量合成脂肪儲存，會加速分解代謝（catabolic）的進行，將脂肪分解為能量；所以要把握黃金睡眠期，才能瘦得快！若因為夜班或工作而無法配合，睡眠時間請掌握在完整睡眠週期90分鐘的倍數（4.5小時、6小時、7.5小時），睡太多或太少都會影響代謝喔！

● 進食時間：

　　同樣熱量，進食時間越長，越易造成體重上升與新陳代謝疾病，進食高脂飲食後要有至少大於15小時的空腹時間，才能有減少脂肪堆積效果。研究指出，讓腸胃道有12小時的時間休息修復，有助營養吸收跟廢物排除，在空腹期間許多跟長壽相關的基因也會被啟動，請盡量晚上6點前結束晚餐，跟睡眠相隔4個小時以上，晚上9點後請勿進食固體食物，太晚進食會造成腸胃道無法修復且增加夜間的熱量吸收！流質不在此限，前提是不要有挨餓的感覺喔！在蛋白質攝取足夠下提早結束進食的好處很多，包括：讓腸胃道休息、讓肝臟可以好好處理三酸甘油脂、降低發炎指數、降低胰島素抗性、增加半夜的生長激素分泌，但也要記得空腹時間不宜太長，若有飢餓感的話，可能會增加肌肉流失的風險。

● 關於運動：

　　此飲食階段不特別強調運動，是希望保有原本的運動習慣，才能長久，畢竟在臨床上看到的個案，讓我發現對減脂來說，飲食的影響占95%，運動只有5%。若希望加快代謝，可無氧與有氧運動並重。在門

診，我會依每個人的狀態推薦適合的運動，體重太重者建議先從飲食控制開始，體脂率太高的人因為有胰島素抗性，所以增肌效率差，建議先快走就好＋飲食，在保留最多肌肉、避免流失的情況下將體脂降下來，再開始加入無氧運動，到後期（R2～R3）身體變輕，體脂率下降，可開始加入無氧運動增肌效果更佳，前期無氧：有氧時間＝1：1，後期可增加到2：1（例如一小時的重訓後，再去跑步30分鐘）。

＊有氧：初期第一階段只要維持一般日常活動即可（步行、快走、爬樓梯、騎腳踏車），前3～7天因為身體還未習慣新的模式所以會覺得嗜睡、疲倦、無力，等習慣後可嘗試中強度運動（游泳、跑步、爬山、間歇運動、飛輪、球類運動等）。以不受傷為原則，儘量不要超過一小時，請跟醫師討論適合個人的有氧運動頻率跟項目。

＊快速燃脂間歇運動：除了TABATA（在Youtube上唾手可得），個人很推薦「2：1跑走法」，可以先熱身3分鐘後，用時速10公里左右慢跑1～2分鐘，再用時速5公里左右快走30秒～1分鐘，慢跑：快走的時間為2：1，反覆循環做個6、7次，就可以在20分鐘左右達到極好的燃脂效果。

＊無氧：身體質量指數肥胖的人，初期建議以不傷膝蓋的游泳或日常身體活動為主。若是身體情況許可，適量的肌力訓練可減少減脂中的肌肉流失甚至增加瘦肉組織，依不同的年齡、性別、身體狀況，請跟醫師和專業人員討論適合的肌力運動、頻率跟訓練肌群，初期可做簡單的棒式、深蹲等動作訓練核心肌群，後期可增加重量跟頻次。

● 關於體重／體脂的下降速度：

很多人在進行一項體重控制計畫前，都會關心一個問題：「我一個月能瘦多少公斤？」以脂肪代謝生理學來看，脂肪一天的正常下降速度是0.1～0.3公斤（不要懷疑就是那麼慢），如果要一天多瘦一公斤脂肪，

Q. 備孕或懷孕也可以進行嗎？

A. 「4＋2R代謝飲食法」是一個循環食譜，每個階段的蛋白質／碳水化合物跟脂肪比例都有些微不同，但因為來源都是食物跟營養素，沒有藥物，所以不管是為了備孕瘦身、懷孕期間控制體重都可以進行；只是並非以增肌減脂為目標，而是要讓身體的微巨量營養素充足均衡，達到養胎不養肉的目的。不管是自然或人工受孕，只要是希望以更健康的體質來增加受孕機率，或是兼顧孕期體重控制跟母胎健康，都可以跟醫師討論食譜後調整再進行。

Q. 哺乳中可以進行嗎？不是說哺乳就會瘦？

A. 其實「哺乳會瘦」的說法，來自於母乳的糖分跟油脂都是母體以自身原料製造出來；製造母乳100毫升約可消耗67大卡的熱量，哺乳前六個月每天平均是多消耗500～600大卡。但是哺餵後因為脫水跟流失養分的關係也會覺得容易渴跟餓，若水量沒有喝夠又心理作用怕母奶不夠而「進補」，當然吃進去的熱量遠大於哺乳消耗的熱量，自然是瘦不下來囉！

所以想要藉由餵母乳的優勢瘦身，飲食的熱量不用高，但營養絕對要充足均衡！以蛋白質的攝取為例，每100毫升的母乳有1克的蛋白質，而每天攝取的蛋白質中有47%拿來合成母乳中的蛋白質，所以一天若有800毫升的母乳產出，至少要多攝取17克的蛋白質，若再加上非蛋白質來源的氮需求，可能要額外補充20克左右的蛋白質。以60公斤的產後婦女為例，若要維持母體的肌肉不損耗，一天要吃的蛋白質克數至少就是體重的2～2.5倍了。

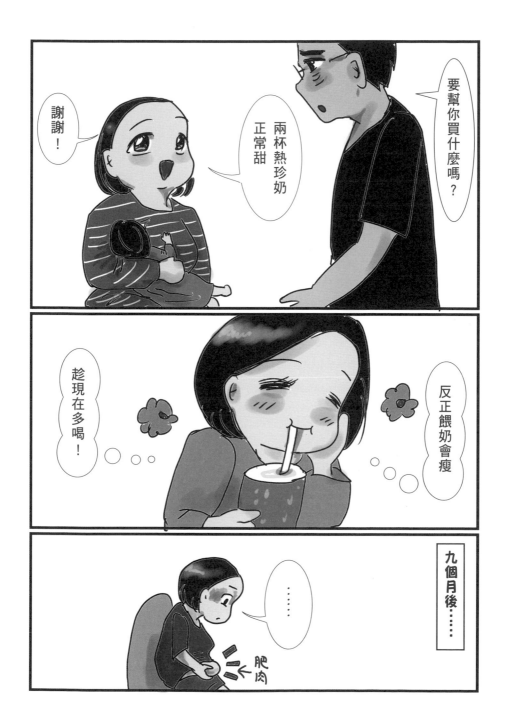

Q. 哺乳中進行此飲食法會使奶量減少嗎？

A. 其實母乳有近90%的成分是水，在瘦身時期只要熱量不要少於1500卡，加上4000毫升以上的水分攝取，都不太會造成母乳量的減少（親餵又比瓶餵還不怕減少）。若是已經做完月子、奶量穩定的媽媽，或是超過四個月以上寶寶開始吃副食品、奶量需求減少的媽媽，進行這個食譜可能會因大量的水需求而減少奶量（約50毫升至100毫升／天），其實奶量減少的毫升數對寶寶的健康來說是無感的，但身形的大幅改變對媽媽的心情跟健康來說，可是大大有感啊！！更何況，看到身材逐漸恢復苗條，心情的愉悅對奶量的產生也是會有大大的正面影響喔！因此不用擔心，只要跟醫師討論自己現階段的哺乳狀況、奶量、寶寶吃的狀況，都可以放心進行飲食法，在瘦身跟哺乳中取得平衡喔！

Q. 哺乳中減肥是不是會讓胸部縮水得更厲害？

A. 只要懷孕有脹奶跟哺乳的媽媽都免不了經歷乳房下垂跟鬆弛，懷孕時的雌激素大量分泌導致乳管跟脂肪增加，但產後乳腺慢慢萎縮就會讓乳房失去彈性，且哺乳期跟產後的營養需求量較大，所以乳房的營養吸收跟不上流失時就會讓脂肪的儲存量下降、肌肉跟結締組織流失，視覺上也會比較鬆垮下垂。跟大家分享一些正確的美胸資訊，同時也修正以往的錯誤觀念：

1. 退奶方式宜循序漸進：

最簡單的方式就是忍住一次本來該擠奶的時間或把時間延後，讓奶量因為擠的頻率變少而自然減少，雖然坊間有許多退奶食物，但效果因體質而異，與其嘗試錯誤倒不如直接減少頻次最實際，剛開始會脹到不舒服滴奶很想擠，但讓自己忙起來不管它，溢乳墊準備好，其實過去了就可以感受到奶的退潮（因為身體也會自行吸收一些），循序漸進的減奶量（以週為單位）是不會乳腺炎的。另外就是嚴禁親餵，只要一親餵

受刺激，奶就會像不規則的月事滴滴答答收不乾淨覺得很煩。

2. 選對內衣非常重要：

很多哺乳媽媽為了舒適或方便穿運動型無支撐的內衣，很容易讓脂肪隨動作不受控的四處流竄，建議運動可以，平時還是要以有鋼圈為主，所以選對正確適合的內衣很重要，穿著會壓胸或有水餃墊的內衣，其實都會阻礙胸部的成長發育。所以建議罩杯不可壓胸，把水餃墊拿掉，內衣布面跟胸部的距離要輕巧的貼合甚至若即若離，留點成長的空間，側邊要選包覆性佳的寬邊多排釦，撥奶時記得手掌五指一定要「併攏」，先從後背往前撈，再稍稍移開下圍鋼圈將奶往上撥（從外到內，從下到上），確認奶都安全自在的待在碗公內，勿因胸小就穿厚墊，定會越穿越小。另無鋼圈內衣畢竟支撐跟固定效果不佳，也要避免。行走跟坐姿須正確，彎腰駝背也易讓脂肪往兩邊跑（副乳）。

3. 營養補充跟食療：

攝取富含蛋白質、維他命C（膠原蛋白的原料）、女性賀爾蒙（植物性為佳，動物性怕飽和脂肪太多）、鈣質的食物，例如山藥豆漿、青木瓜燉排骨、木瓜牛奶、富含鋅的海鮮、優格、堅果跟芝麻加上無糖優格、酒釀蛋、海參、豬腳、蹄筋等膠質食物，以上都是雌激素加蛋白質還有鈣跟B群的組合，營養素不要單獨吃（例如只吃青木瓜）要混合吃，營養吸收才會好。另外若直接攝取有豐胸成分的食補膠囊可以避免攝取多餘熱量跟脂肪，但要注意成分跟安全性。若是在「4＋2R代謝飲食法」執行期間，可以用鈣片或維生素C、膠原蛋白高單位補充劑的方式，減少多餘熱量的吸收，無糖豆漿跟豆腐類還有蛋白質補充劑也要攝取足夠。

4. 勤按摩：

按摩的好處除了刺激乳腺跟胸大肌，主要是疏通淋巴跟促進血液循環，把基地（肌肉）做大並讓水管暢通，也才有放脂肪跟讓乳腺發達的

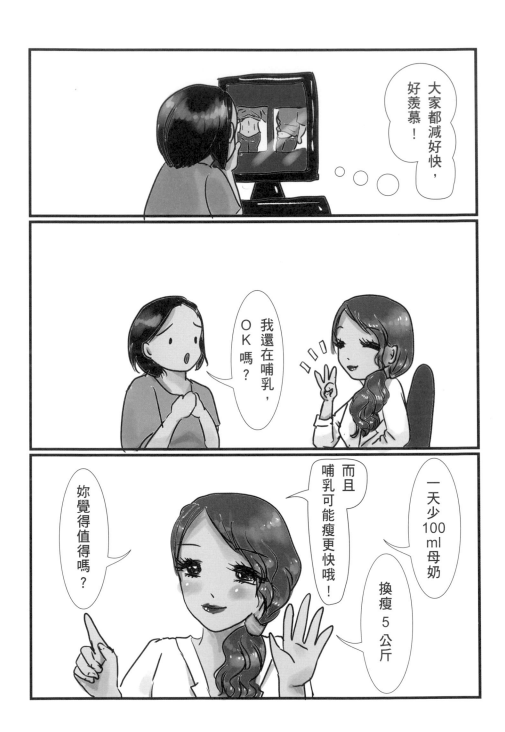

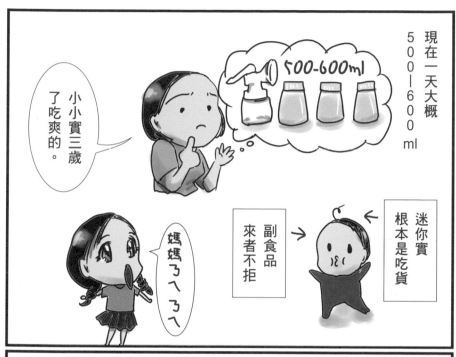

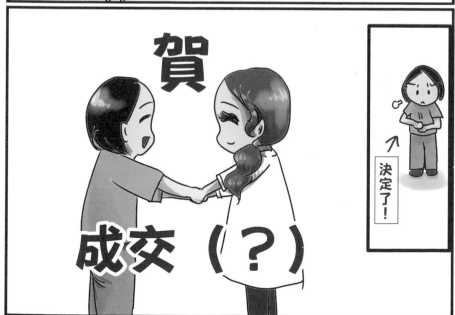

空間，若有專業胸部按摩也可一到兩週一次，其餘時間自己按摩才是重點，胸部有穴道的連結，在經期結束後就可以開始按個十四天左右。網路上有許多按摩穴道的影片教學都可以參考，重點是持之以恆的做。

5. 胸大肌訓練跟按摩：

胸大肌萎縮跟懸韌帶失去彈性是乳房下垂的主因，東方女性上胸較沒肉，西方女性有「半球」，跟基因先天優勢、飲食習慣和後天愛重訓有關。按摩方式是從鎖骨中線到乳頭連線用「右手」大拇指跟食指「連根抓起」「左側」的胸大肌，反之亦然。如果只抓表面，皮膚會受傷瘀青，記得一定是深深的抓起深部肌肉，用兩指揉捏刺激，會有痠的感覺是正常的，兩邊每天各捏100下，我是看書或洗澡時會順便抓一下；若有大小胸的人，請小的那邊多抓個50下。也可買那種小台手掌大幾百塊的「低周波治療器」，將兩片電極貼在胸大肌的位置上做電刺激。重訓頻率大概一週兩次，做一休二；針對胸大肌的運動除了伏地挺身，槓鈴臥推、蝴蝶機我都會輪流做，一組三次，每次二十下。

6. 勿不當減肥：

提醒大家減肥時要注意蛋白質跟營養素的補充，只要是節食或低卡路里都會免不了在減到脂肪前先付出一些肌肉當代價——胸部減到縮水，但復胖回來的脂肪通常卻都是在腹部不會是胸部（金逼哀）。

胸圍會不會縮水也有個體差異。胸部的結構由脂肪、乳腺跟結締組織、肌肉等組成，胖的時候增加的胸部脂肪也會在全身均勻瘦的情況下回到原形，若是胸腺多的人，就算脂肪減少也不太會減到胸；但脂肪多的人也不用太絕望，若有搭配上述的方式補充營養跟鍛鍊胸肌，仍有機會hold住胸部。況且胸型的好看比大小重要多了，胸部大小跟基因有點關係，但好看的胸型只要付出一定的努力就可以達到喔！

Q.不吃澱粉主食會不會傷身？

A. 很多人會質疑不吃澱粉主食的飲食法真的可以嗎？讓我們來看看能量使用的生理學，以安靜狀態的呼吸交換率（RER,respiratory exchange ratio）或稱呼吸商（RQ,respiratory quotient）約在0.8～0.85左右顯示，脂肪酸才是在安靜狀態下主要支持身體運作的能源，從2007年《糖尿病學》（*Diabetologia*）期刊的這張圖下頁可看出，不管是一般人或糖尿病人，非酯化游離脂肪酸（NEFA, non-esterified fatty acid）都是主要的能量來源，並非碳水喔！！何況身體的碳水化合物儲備，骨骼肌的肝醣400克加上肝臟的肝醣100克（加起來500克，大概2000大卡），根本就極少，禁食八小時至十二小時就會用完，脂肪酸的儲存卻有10公斤近9萬大卡，以重要器官腦肝心腎占了身體基礎代謝率的58%來看，用脂肪酸只是剛好而已，不然以網路文章的說法，不吃澱粉能量供應就會出問題的話，一般人空腹十二小時後器官應該都要壞光光才是XD。

許多主張不吃澱粉會讓肌肉流失的說法其實是不正確的，會有這樣的說法，是因為碳水化合物的作用，除了在順序上會優先提供能量給細胞，它也會促進胰島素的分泌更甚於脂肪跟蛋白質，而胰島素對肌肉的作用就在於增進肌肉中肝糖及蛋白質的合成，好，那問題來了，對於原本體內胰島素就過高的肥胖者（高胰島素阻抗），或體脂肪過高的人，節食對肌肉增減的影響比正常體重的人小，所以有些在斷糖飲食後沒有降到太多體脂肪的人，很可能的問題是 β 細胞功能不良（胰島素不足），而不是胰島素阻抗，此時斷糖飲食減到的肌肉跟水分比例就會遠高於脂肪。

事實上胰島素雖然會促使葡萄糖作為肌肉的能量，但過多的胰島素反而會讓葡萄糖儲存成脂肪，變成儲存在肌肉、肝臟的異位性脂肪，造成周邊細胞胰島素抗性增加，只要不是第一型糖尿病或三C型糖尿病（胰臟壞掉不能製造胰島素）的人，平常就會有基礎胰島素分泌，連吃蔬菜

或是豆漿豆腐都會讓胰島素微升，根本不需要吃到飯麵主食。要促進肌肉的生長，胰島素有就好不用衝高，重點是運動後半小時內，補充足量的蛋白質才能幫助生長。

另外限醣飲食有一個很重要的點，就是碳水化合物仍然有攝取到一定的量，例如蔬菜類其實也含有醣，四杯熟綠花椰菜就含有20克的醣。所以所謂的無澱粉飲食（低碳水化合物飲食）並沒有那麼十惡不赦，因為並沒有完全杜絕碳水化合物的攝取，在熱量跟蛋白質及微量元素足夠的前提下，不吃澱粉主食並不會阻礙脂肪代謝，更不會讓全身肌肉消失。

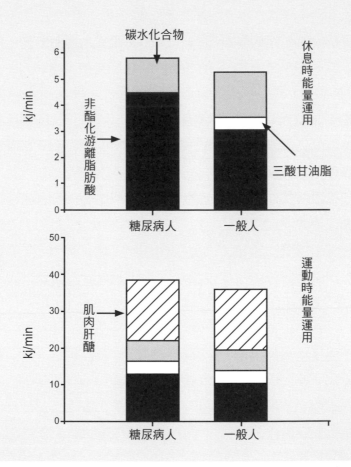

　　再來，有網路文章說到不吃主食會低血糖或失智。比起肌肉跟心臟等器官，大腦跟血液細胞的確是以醣類為主要來源，因為葡萄糖的利用快速有效率不耗能，但用完時大腦當然也不會坐以待斃；前面已說到NEFA和三酸甘油脂也可供給能量，別忘了我們的肝臟還可以糖質新生（Gluconeogenesis），許多非碳水化合物（乳酸、丙酮酸、甘油、生糖胺基酸等）都可以在肝臟轉變為葡萄糖供全身細胞利用，所以在飲食中蛋白質充足及本身脂肪過高的人身上，短時間的限醣飲食並不會造成低血糖的情況，如果你會覺得有一種血糖低的恐慌感，那只是類似菸癮犯了的糖中毒戒斷反應，在度過癮頭後，你就會重新感覺良好。

　　By the way，目前失智症的可改變危險因子除了沒控制好的三高、代謝疾病等共病症，營養方面只有維生素B群跟蛋白質的缺乏比較有營養學的證據，低血糖風險導致的大腦退化比較常出現在藥物導致低血糖的糖尿病病人身上，蛋白質有攝取夠的一般人是不會隨便低血糖到失智的。

　　因此關於不吃主食會傷身的網路文章，很多只是個人意見或經驗談，並非有足夠強建議的證據等級，依我過去查閱過的文獻的總結，健康減脂的飲食應把握高蛋白、低脂、低碳、高纖的原則，重點是先把個人所需的蛋白質吃夠，脂肪10%～30%（飽和脂肪不超過10%），剩下的再給碳水，大概是占熱量的30%（70克左右），以菇類、蔬菜等膳食纖維為主要來源，比起吃的「量」，碳水的「種類」才是增肌減脂的關鍵。

水果的甜蜜陷阱

外國的朋友常會問我台灣的水果怎麼那麼甜？的確，在美國，蘋果是酸到要加蜂蜜才好吃，但在台灣，連芭樂、蘋果跟番茄，這些傳統上認為糖尿病患者可吃的水果，都甜到不行。

維生素C本身嚐起來應該是酸的（檸檬酸、蘋果酸、酒石酸），但台灣的水果因民眾喜甜，所以改良成越來越甜。例如磷鉀肥料可促進植物行光合作用、提高醣的產量而增加甜度，進而有增加果實糖度的效果，使門診因吃水果而血糖飆高或有脂肪肝及肥胖的患者增加。

許多人把水果視為「健康食品」而過量攝取，殊不知果糖不經過葡萄糖的克氏循環，而是直接由肝臟代謝儲存；過去倡導水果中果糖的好處，是不會「直接」造成身體的血糖上升，但壞處其一是大腦不會有飽足感，所以容易攝取過量。另外在2018年的一篇期刊上有探討內臟脂肪（包圍器官的異位性脂肪組織；例如脂肪肝，和胰島素抗性及心血管疾病比皮下脂肪影響更大）的成因，發現果糖會導致細胞中的發炎現象產生，促使皮質固醇的增加，使更多的脂肪酸從皮下脂肪細胞中流出並儲存到內臟脂肪組織中，導致肝臟中的脂肪儲存增加（即脂肪肝的形成，肝癌的危險因子）。

而大腦中對果糖的反應，不似葡萄糖會抑制糖質新生（gluconeogenesis，肝臟利用非碳水化合物轉變為葡萄糖的過程），反而會因皮質醇的釋放增加，而引起肝臟的糖質新生，導致整體的胰島素阻抗和跟接續的體脂肪增加。我曾遇過許多體重體脂都正常甚至偏低的人，仍然得到糖尿病或脂肪肝（還有一位是體脂14%的跆拳道國手），一問之下大概都是嗜食水果的關係。在國外糖尿病幾乎都是胖子的專利，但

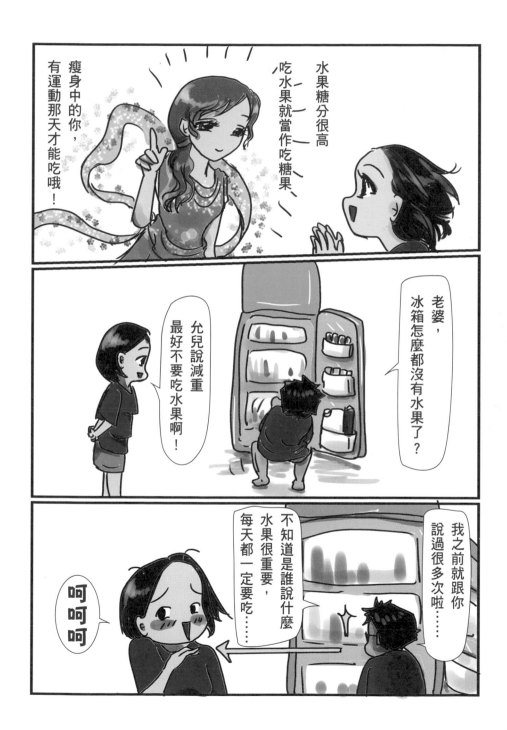

在台灣，卻有更高比例的糖尿病患 BMI 正常甚至偏低。這告訴我們三件事：

1. 體脂（皮下脂肪）跟血脂不是正相關，血脂血糖跟內臟脂肪是吃出來的。

2. 東方人的體質本來就比西方人容易肌少症，糖尿病造成的肌肉流失（muscle wasting）更容易造成台灣糖尿病患的體重下降及肌少型肥胖症，惡化血糖控制。

3. 有賴進步的農業技術、氣溫地理環境、過早收割，台灣的水果真的很甜很甜，比起國外都是偏酸的莓果類，完全是果糖濃縮；在增肌減脂期請把水果當作糖果，尤其體脂肪或內臟脂肪過高者更要敬而遠之。一般民眾在食用的選擇跟分量上不可不慎，無體脂肪或內臟脂肪過高者，把握一天不超過兩份的原則（例如：兩顆小蘋果或一根香蕉或三顆奇異果），儘量挑甜度較低的水果，把水果視為「甜點」而不是蔬菜，才不會有影響健康的疑慮。

隱形殺手：加工食品

　　至於為何添加物也是「4+2R代謝飲食法」絕對禁止的呢？除了〈第三章 肥胖跟腸道菌的關係〉講到加工製品對腸道菌的可能危害，第二章的〈飲控阻力「食物上癮症」〉也提到即使是天然的糖，也都是強烈成癮物質。現在的加工食品跟速食多添加「精製糖」、「反式脂肪」，跟前面提過的食品添加物一樣，都是引發健康疑慮的主要兇手。

　　自然界裡其實存在有比例很低的「反式脂肪」（反芻動物的胃、乳品或天然奶油有2%～5%反式脂肪）。而市面上大量充斥的「反式脂肪」都是透過人工的方式，對植物性油脂進行部分氫化的加工（乳瑪琳約產生10%～15%的反式脂肪）。人工部分氫化油含有的反式脂肪跟「飽和脂肪」類似，長期過量食用，容易造成血中高密度膽固醇（HDL）下降、低密度膽固醇（LDL）上升，且反式脂肪引發心血管疾病的風險是飽和脂肪酸的3～5倍！

　　隨著健康消費意識抬頭，早在數十年前人類就開始把反式脂肪的可怕深植腦中，各國紛紛修法抵制，衛福部也在2016年4月22日便已宣布將在2018年7月1日生效「食用氫化油之使用限制」，因此，目前台灣食品中便不得再使用人工部分氫化油。（迷之聲：那從宣布到實施的這一年多，消費者吃下去的氫化油是吃心酸的嗎？？）

　　可是，惡魔藏在細節中啊，因為衛福部規定，每100公克的食品中，反式脂肪酸含量只要小於0.3克，包裝上反式脂肪酸的含量就可以標示為零喔！（迷之聲又起：那0.3去哪兒了？這跟衛福部2013年修正「全穀產品宣稱及標示原則」中，只要使用全麥含量超過51%，就能稱之為全麥麵包，不是異曲同工嗎？）只能說，現行的食品標示法規，都是報喜不報憂，虛報了好處又低估了壞處呢（汗）。

雖然法令出來後，許多業者因應趨勢使用「交酯化」或「冷凍捏合」的技術來取代部分氫化，但在不清楚的情況下，還是要盡量減少油炸、烘焙、零食、糖果、塗醬或是增加麵包酥香感的酥油等食品的攝取。在2020年4月《食物科學與營養國際期刊》（*International journal of food sciences and nutrition*）中有小結到，其實各類脂肪，包括「飽和脂肪酸」跟「多元不飽和脂肪酸」的孰優孰劣，近幾年來爭論不休，研究結果並不一致（執政黨輪流換人當的概念），還有是敵是友身分未明的「單元不飽和脂肪酸」，都有待更多研究釐清好壞；只有「反式脂肪」對健康的負面影響，是所有研究都毫無疑問的一面倒通過呢（蓋章）。

再來說到加工食品，就不得不提國內高達640項有許可證號的合法食品添加物——磷。磷是心血管疾病危險因子之一，磷含量太多，身體用於排磷的賀爾蒙過度分泌，造成鈣的恆定失調、血管鈣化、加重慢性腎臟病期程，升高死亡率。在自然界存在的「有機磷」（organic phosphorus）以「植酸」形式存在全穀類、豆類及堅果類，吸收度不高；但廣泛存於加工食品添加劑中的「無機磷」（inorganic phosphorus）卻是百分之百被人體吸收（磷酸鹽類、改良劑、增稠劑等），而且添加量多到難以估計。2020年3月在《臨床生化與營養學》（*Clinical Biochemistry and Nutrition*）期刊，有篇評估「無機磷」跟「有機磷」對血管的影響，發現吃完富含無機磷的餐食後三十分鐘，血管的內皮功能（flow mediated dilation ,FMD）下降了20%，遠高於吃完有機磷的餐食（下降10.1%一），達臨床統計學上的顯著意義（p=0.024）。

而添加物的另一個隱憂，就是會降低食品中的營養成分比例，造成蛋白質跟微量營養素跟纖維缺乏，但脂肪跟醣類過剩。我們說三大以「克」為需求量的巨量營養素：蛋白質、醣類跟脂肪是身體每日營養所需，但脂肪跟醣分因為成本便宜、有讓人上癮的化學結構特性，所以大量以反式脂肪跟精製含糖澱粉的形式充斥在食品市場，造成人們進食過

多有害的糖類跟反式脂肪而不自知。

　　無奈人體的原始設計並沒有跟上環境改變的速度。自農畜牧業興起，食物供給來源穩定，人類自身的基因演成無法製造多種必需的微巨量營養素，卻攝入過多身體無法代謝的化學產物，若不再正視此問題，例如肥胖、代謝症候群、糖尿病等因營養不足及熱量過剩導致的疾病，只會越來越惡化。

　　之前有新聞報導：一個連鎖火鍋業的湯底，一口就可能喝進82種添加物，而一塊火鍋料魚豆腐就含有9種添加物，為了配合現代人要色香味俱全又要高貴不貴的心態，大把混淆五感跟麻痺味覺的加工品加進去，比起真正熬製的湯跟食材不但成本低、有市場競爭力、品質穩定、還讓人上癮增加光顧率。但是這些亂七八糟的添加物肝腎無法辨別、腸道微生物無法分解，不但造成代謝途徑嚴重塞車、解毒功能障礙、腸道菌相紊亂，還有可能致癌。

　　知名的內科醫學期刊《美國醫學會雜誌》（*JAMA*）在2019年發表了這篇"Association Between Ultraprocessed Food Consumption and Risk of Mortality Among Middle-aged Adults in France"，更證明了添加物跟死亡風險的相關性。這篇觀察型前瞻性世代研究（prospective cohort study）針對法國44551位45歲以上民眾用問卷調查的方式追蹤長達七年，發現每增加10%超加工食品的攝取量，就可能提升14%死亡風險。

　　何謂「超加工食物（ultraprocessed foods）」呢？定義為「即食」或「加熱即可食」的食物，常見便利商店微波食品或零食餅乾、糖果、泡麵、飲料、大量生產的包裝麵包、加有防腐劑的肉類加工食品（肉丸、雞塊）等等，由於這種可保存比較久的加工食品都要使用各種添加物，使其存放較久或重複加熱食用的特性，大部分都含有高鹽、高糖、高磷以及各類的食品添加劑（氫化油、加工澱粉、蛋白質水解物、香料色素、乳化劑、人工甜味劑等），營養素跟纖維幾乎是零。而其中跟死亡

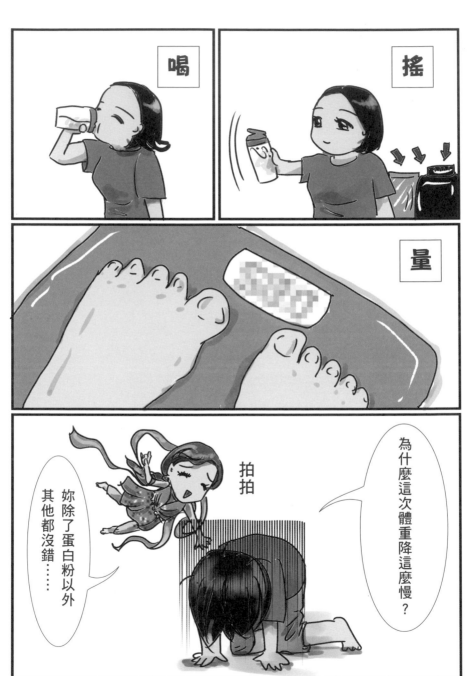

※許多市售的蛋白粉都充滿了添加物，對減重是很不利的喔！

率的高相關性，可能跟食品包裝材料的長期接觸有關，在過量食用時也會吃進很多環境賀爾蒙跟致癌物質。

其實「超加工食品」跟罹癌的相關性在2019年2月《英國醫學期刊》（BMJ）一項針對法國境內約十萬多人（年齡平均42.8歲、約二成為男性）的研究發現，超加工食品攝入量每增加10%，整體癌症風險增加12%，乳腺癌風險增加11%。購買這種超加工食物的民眾越來越多，但連續兩年出現的大型研究都證實了超加工食品的危害，可以預期的是，未來「超加工物食品」的內容物，在國際癌症研究機構（IARC）的致癌分級一定會有更多的異動。

不敢說天然長出的最好（現在的空氣土壤都很毒），但是我們能做的就是在現今這營養貧瘠的地球＋先進的食品工業所造就的食安環境下匍匐前進，用「減法」過日子，減少不必要的添加物，避免強烈成癮物質掌控我們的大腦，才能在乾淨純粹的飲食中，找回身體辨別有害物質的本能跟敏銳的味蕾。

之前常有人問我要怎麼辨別食品標示，其實不用去背成分，幾個簡單的三大原則，看到標示有以下的東西，都少碰為妙：

● 「確定看不懂」的那些化學式。

● 看得懂，但是看似為了「提升色香味」或「增加口感」而添加（並非為了「營養」的目的）。

● 擺明寫了許多致胖的「糖」跟「油」和「人工」的關鍵字。

● 遠離所有過度化學加工或高溫處理過的製品，其中可能藏有對血管有傷害的精製糖、反式脂肪跟無機磷。

● 不管是哪一種油，請食用原本的狀態（未經化學方法加工），世界上任何食物或營養素都是適中為原則，不宜「刻意」、「過量」攝取。

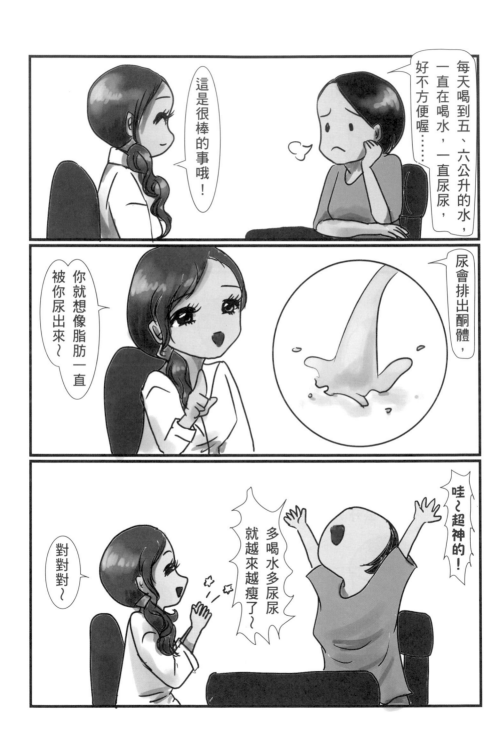

低碳比極低碳飲食好的原因

遠離高脂肪，多攝取纖維

先說定義：「低碳」指碳水小於整體熱量的40%以下，大概是10%～40%之間，小於10%或一天少於20～50克的碳水就稱為「極低碳飲食」（very low carbohydrate diet,VLCD）；生酮飲食（very low carbohydrate ketogenic diet,VLCKD）即為代表。但這個飲食法不限量的攝取過多飽和脂肪，會增加心血管疾病的風險跟身體的發炎反應，因有悖健康均衡飲食的原則，不建議執行超過兩週。其實不是只有「主食」才有碳水，所有富含纖維質的蔬菜跟豆類食物都有碳水，所以一天攝取的總碳水若不能超過20～50克（10%），表示連蔬菜都要嚴格限制；膳食纖維攝取太少，有害健康跟腸道菌相。

近幾年日本的斷醣飲食跟西方的生酮飲食盛行（一天碳水小於10%），常強調蛋白質及油脂不限量的攝取（是的，包括蒸餾酒也可選擇性的喝），「不限量」是因為蛋白質跟油脂往往較有飽足感，在胃裡須排空的時間較長，照理說並不會像體積小的麵包或蛋糕容易吃過量（意味著不用計算卡路里這件事），聽起來很快樂；但對於肉食動物來說，可能就會陷入「阿金飲食法」的陷阱——攝入過量的飽和脂肪造成心血管的問題。

過去的經驗發現，極低碳飲食後恢復正常碳水非常容易復胖。舉例來說，平常對碳水化合物的吸收約是4%，一旦限制分量及碳水化合物後，吸收率變成100%，這樣一來，吃一片吐司會和吃25片吐司一樣。為何會有這樣的現象呢？就如第三章提到的，許多依賴纖維跟糖分維生的腸道菌都是優勢菌，在極端限醣的飲食下會影響腸道菌結構，而使之後

能加倍吸收醣分存成脂肪的菌代償性增加。在2019年一篇探討腸道菌跟生酮飲食的研究總結，目前人類和動物實驗的結果尚不一致，雖有些顯示出對腸道生物學功能的正面影響，但VLCKD會降低整體微生物的多樣性和促炎性的細菌數量增加，而且飲食中對於微生物來說至關重要的碳水化合物（複合碳水化合物）的含量太低，會影響身體的免疫及代謝功能。除非飲食內容以多元不飽和脂肪酸和植物來源的蛋白質為主，避免人造甜味劑、補充如菊粉（inulin）、乳果糖，低聚果糖（FOS）和低聚半乳糖（GOS）類的益生元，才能維持正常的腸道功能，預防腸道菌群發生不良變化。

另外VLCKD的主要問題，在於「極低碳」（小於5%～10%）伴隨的「極高脂」（大於60%～70%），跟心血管疾病相關死亡率以及腸道菌的破壞有直接相關。高脂肪生酮對某些人健康的改善，或許是因為極低碳／中蛋白／高脂肪飲食可以抑制食慾、改善血糖跟胰島素抗性；伴隨而來的減重效果，也間接改善了代謝症候群的各項指標。但根據《自然》（Nature）期刊2016年的動物實驗發現，高脂飲食（high fat diet）對腸道菌相的破壞是立即且永久可見的，即使你的體重下降，抽血報告暫時變好看，那些失衡的菌相可能是永遠也不會修復的，而且跟你未來的復胖有著高相關性；跟「飢餓節食」一樣，餓死了某些好菌，助紂為虐後，造成之後的加速溜溜球脂肪堆積現象。

根據《美國新聞與世界報導》公布的2018年最佳飲食榜單，邀請全美各大學及研究機構的二十五名專家，針對四十種流行飲食方式，從營養、安全、長短期減重效果、是否易於實踐……等方面評分，「生酮飲食」（Ketogenic diet）排名倒數，就是因為被評估為導致心血管疾病第一名啊！而且個人在臨床上也看到生酮飲食後復食有極高的復胖率（「生酮教主」Jimmy Moor現在爆肥的影片網路上都可搜尋得到，有

一說是他後來並未遵循生酮，有一說是他即使更極端的把脂肪拉高到80%～90%也都無法阻止往上囤積的脂肪）外，之前也有一名網紅作家分享了從86公斤瘦到62公斤後，胖到68公斤再用生酮三個月瘦到55公斤，結果維持期即使沒有亂吃或常常斷食，某天突然食量莫名增加，或是完全沒有食欲，然後體重開始不受控制天天上升，兩個月內上升七公斤（剛好就在低碳後的數字）、空腹血糖升高……以上如果看過前面第一到三章的讀者應該會猜到，這個現象可能跟腸道菌被不正常的飲食習慣破壞後造成更節約的腸道菌相，而想要把脂肪加倍吸收回原本最感安適的定點（例如62公斤）有關，所以生酮教主Jimmy Moor或許真的沒有「偷吃」，而是腸道菌跟身體反彈機制造成無可抗拒的脂肪回升。

在這裡也分享一個門診案例，曾有一名身材標準的年輕女性（體脂肪21%），過去膽固醇從未異常，在吃生酮飲食兩週左右來到了診間，發現三酸甘油脂飆到500 mg/dl（正常值是<150 mg/dl），低密度膽固醇（LDL-C）也非常的高（345 mg/dl，無危險因子的人應控制低於190mg/dl），一問之下發現她最近的飲食都以去皮炸雞、防彈咖啡等高脂肪低碳水為主。

看到報告後，我建議她停止所有生酮（包括防彈咖啡跟肉類），改成以蛋、豆漿、豆腐、蔬菜為主的低碳低脂肪飲食，兩個月後LDL-C降了幾乎一半。有人可能會問：但高密度膽固醇（HDL-C）也降低了耶？

誠如之前〈第一章 血脂肪vs.皮下脂肪vs.內臟脂肪〉裡提到，高低密度膽固醇沒有絕對的好壞，而是反映出身體在飲食（原料）、肝臟（工廠）、組織（下游）間的交通路線跟供需平衡狀況。生酮造成的HDL-C升高其實不一定是好現象，因為《科學》（*Science*）的研究顯示，過高的HDL-C也會增加死於心臟病的風險，HDL的「功能」及膽固醇代謝途徑順暢與否，才是與心血管疾病有關的；所以血漿中HDL-C的突然增加，有可能是因為代謝流動受阻，而不是因為HDL清除血管中的膽固醇

能力非常強的緣故。

　　大家可以看到三月的報告HDL-C+LDL-C＝117+345＝462，居然大於總膽固醇（Total cholesterol）451的數目，大家不覺得很奇怪嗎？有可能很多的HDL是詭異的幽靈車，並不一定有功能喔！所以HDL除非是家族性遺傳的高，通常建議不要超過90mg/dl，也不要低於女性50mg/dl、男性40mg/dl，這樣最適中（運動造成的高HDL其實並不常見超過100mg/dl）！而在有些研究顯示，生酮飲食可以增加LDL的顆粒跟容量大小，雖說車體大比較不容易進入血管，但太多滿載膽固醇的大型車除了會使交通擁擠外，如果翻車了對心血管的危害一樣大啊！而許多研究也顯示apo-b跟發炎指數似乎也會隨著LDL而上升，增加血管發炎的機會。

　　因此之前許多患者會詢問我對於生酮飲食或喝防彈咖啡的看法，老實說，我個人並不建議使用，因為並不是每個人的情況都適用這樣極端的飲食法，而且關於生酮對血脂肪影響的研究目前結論並不一致，而這些不一致一部分來自於食

中　文　名　稱	檢　驗　結　果	參考範圍值	
麩草醋酸轉氨基脢	18	5-40	U/L
麩丙酮酸轉氨基脢	17	5-40	U/L
總膽固醇	451 ↑	<200	
三酸甘油脂	52	<150	
高密度膽固醇	117	>40	
低密度膽固醇	345 ↑	<100	
血管硬化指數	3.85	<5.0	
飯前血糖	74	70-100	
尿素氮	15	5-23	

生酮2個月後
107/03

麩草醋酸轉氨基脢	22	5-40	U/L
麩丙酮酸轉氨基脢	17	5-40	U/L
總膽固醇	264(R) ↑	<200	mg/d
三酸甘油脂	67	<150	mg/d
高密度膽固醇	74	>40	mg/d
低密度膽固醇	178 ↑	<100	mg/d
血管硬化指數	3.57	<5.0	Rati
飯前血糖	67 ↓	70-100	mg/d
尿素氮	9	5-23	mg/
肌酐酐	0.70	0.5-1.30	mg/
腎絲球過濾率	100.1	≥60	

植物低碳飲食2個月後
107/05

用的脂肪種類。生酮的內容是選擇飽和脂肪酸（肉、椰子油）還是不飽和脂肪酸（堅果、魚類）也會左右了血脂的變化，喝防彈咖啡喝到三酸甘油脂飆到500 mg/dl的病人（正常值是<150 mg/dl）也比比皆是，對於很多肝臟代謝脂肪的路徑已經異常的人來說，「好油」「壞油」可能都是負擔！

事實上，生酮飲食帶來的諸多好處，是來自於「低碳」本身，動物研究發現吃生酮飲食的老鼠雖然體重下降，但因「高脂肪」飲食造成血中的游離脂肪酸升高，代謝出有毒性的脂質代謝物增加（diacylglycerol, DAG），導致最後肝臟胰島素阻抗，增加非酒精性脂肪肝以及造成無法抑制肝臟糖質新生，最終導致空腹血糖異常升高。

另也有一篇2015年的研究發現，吃了十二週生酮飲食的老鼠，不但產生肝臟還有腦部的胰島素抗性，造成腦部胰島素訊號失能，喪失了腦神經突觸的傳導強度跟可塑性（Synaptic plasticity），也就是可能影響了記憶和學習。

2017年的《細胞報導》（Cell Report）期刊再一次提到高脂肪食物對肝臟細胞破壞的機轉。我常常不止一次強調：高脂肪食物對身體的破壞是直接的，因為脂肪在身體裡的氧化反應會產生許多的自由基，破壞腸道菌或是器官，還會造成全身性的發炎反應。在門診的腸道菌相分析實驗，也有發現高脂肪生酮會造成對身體有益的雙歧桿菌的數量下降，影響了腸道的免疫功能，故不可不慎。

對於任何極端飲食或單一食物過量攝取的方式都要審慎評估，並非能減去體重的方法都是好方法，若是減掉體重也賠掉健康，那就本末倒置了！

高脂肪生酮飲食一開始就是為了癲癇的兒童所設計的飲食，為的是減少大腦因糖分引發的不正常放電，但用在沒有癲癇控制需求的一般人，其中的高脂肪會造成危害並不宜長久使用，一般人若長期採取這樣

的飲食法，長遠看來對健康的影響非常有待商榷，還需要更多的研究跟觀察佐證。

我並非反對產生酮體的飲食，因為「4＋2R代謝飲食法」本身也會產生酮體……是的，不用高脂肪，用高蛋白質在低碳低脂情況下也能生酮。在我的研究，很多受試者在吃4＋2R代謝飲食法的第二天血酮就超過1.0（mmol/L），甚至中間到2.5～3.5的都有。因為蛋白質分解後的各種生糖和生酮胺基酸可以做成葡萄糖跟酮體，得到了低碳高蛋白的好處，還免去了高脂肪氧化造成的壞處。

我過去也一再強調，無形中吃下去的飽和、不飽和脂肪已經夠多了，原型蛋白質食物都含有含量不等的脂肪（例如豆腐一百克就含有一天所需的不飽和脂肪酸omega-3），我們的肝臟也會負擔70%以上膽固醇的製造，並不用「額外」攝取油脂，尤其是因聽信網路謠言或缺乏實證等級的「專家等級」意見而「刻意」攝取油脂，反而對身體有害無益。

一個好的健康飲食法，應該是適合吃一輩子而不是一陣子，能夠讓身體回到最平衡健康的肌肉／骨骼／脂肪組成比例，而非只是體重計數字好看。我依然覺得最佳的飲食方式是把一天所需優質蛋白質先吃夠（依個別體重、年齡、腎功能、不同目的有不同的需求）、適中的脂肪（10%～30%，不飽和脂肪酸＞飽和脂肪酸，美國心臟學會提出最佳的比例依序為單元：多元：飽和＝1.5：1.0： 0.8，不過以腸道菌來說多元似乎比單元好一點，重點是多元的omega-3：omega-6儘量1：1～1：4內）、最後剩下的再給碳水化合物（以水溶＋非水溶的高纖維來源為主），不要偏頗任何一種巨量營養素，才是健康長久之計。

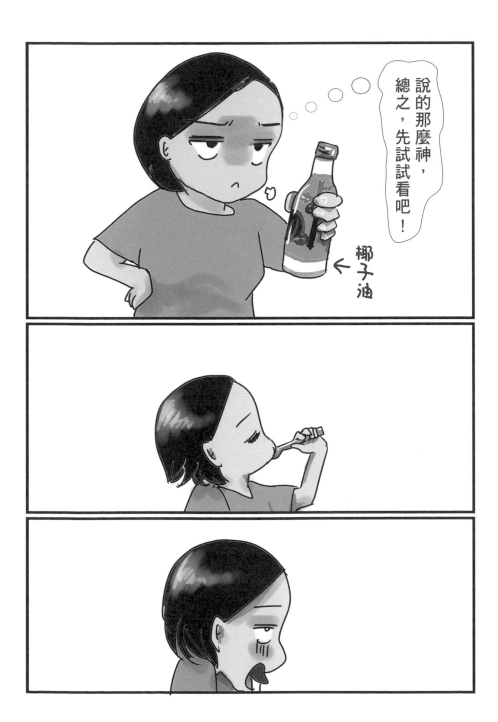

優質蛋白質的選擇和補充

　　蛋白質是構成人體組織的基本成分，身體髮膚、肌肉骨骼與細胞無一不是由蛋白質為主要原料，當一日所需要的蛋白質不足供給消耗掉的，肌肉就會被分解成蛋白質來利用（負氮平衡），2015年11月公布的「國民營養與老人健康調查」研究發現，中廣型肥胖合併肌少症的老人，有明顯較高的總死亡率與心血管疾病死亡率。故維持每天足量的蛋白質達到正氮平衡，對於維持肌肉及身體健康、避免失能至關重要。

　　所謂的「好的蛋白質」，又名「高生物價蛋白質」，就是能讓我們獲得身體無法製造、只能從食物中攝取的種類齊全的必需或非必需胺基酸的蛋白質。動物性蛋白質的好處是易吸收且含所有必需胺基酸，也有助於增加飽足感，同時具有幫助肌肉生長的白胺酸（leucine）；但純吃肉有飽和脂肪太高的疑慮，而動物性蛋白質的代謝產物之前也提到會對腎臟跟身體帶來不小的負擔，並不適合大量單一攝取。植物性蛋白質的優點為蛋白質比例高，其中富含的纖維跟某些非必需胺基酸，例如麩醯胺酸（glutamine）跟精氨酸（arginine）是維持身體機能及能幫助肌肉成長修復的重要原料，因此最理想的情況就是同時攝取動物加上植物蛋白質。

　　再來就是蛋白質的類型分為快速消化（Fast Digesting Protein）型，例如乳清分離蛋白（Whey protein isolate, WPI）；中速消化型，例如大豆分離蛋白（soy protein isolate, SPI）；還有緩慢消化型的酪蛋白（牛奶）。研究發現對肌肉生長的效率而言，是乳清＞大豆分離＞酪蛋白，故以增加肌肉的觀點是乳清蛋白的效率最優，因為裡面附含支鏈胺基酸群（branched chain amino acids），也就是白胺酸（leucine）、異白胺酸（isoleucine）和纈氨酸（valine）。但乳清蛋白的缺點，就是很容易讓人體的胺基酸池（animo acid pool）（注：我們的脂肪倉

庫是海的話，醣類倉庫是湖，那蛋白質倉庫只有池塘這麼小XD）衝上高峰，但很快又會乾涸；胺基酸池快速下降的結果，造成肌肉組織的分解代謝（catabolism）、疲勞（fatique）等等。而這時富含麩醯胺酸（Glutamine）的中速消化型大豆蛋白就發揮它的優點，預防肌肉流失、抗肌肉分解還有維持住胺基酸池濃度的基本盤（穩定給予）。另外大豆蛋白在減少內臟脂肪及血糖血脂等代謝指數有更好的效果，跟大豆異黃酮與高纖維有關，而豆類跟豆腐裡的微量元素硒（se）的總體生物利用度高達97%；硒是抗癌之王，可以製造抗氧化酵素「穀胱甘呔過氧化酵素」（GSH-Px），故也能保護胰島 β 細胞。所以我常常形容乳清蛋白是速效型胰島素，大豆蛋白是基礎長效型胰島素，兩者一起用，才符合正常的人體生理機制。

2017年一項「蛋白補充對長期訓練後運動成績和相關生化參數的影響」的動物實驗，比較了「純乳清蛋白」跟乳清加上大豆「混合蛋白」的比較，發現比起對照組和純乳清組，混合蛋白組的平均最大抓握力顯著提高（p<0.05）、增長了運動時間（1.5倍和1.2倍），且食用後六十分鐘，白胺酸（leucine）、異白胺酸（isoleucine）和纈氨酸（valine）的血漿水平顯著更高（p<0.05）。

此外，大豆乳清混合蛋白的攝入增強了可以幫助清除自由基的乳酸脫氫酶和超氧化物歧化酶（superoxide dismutase,SOD）的活性，並降低了血清中致癌物丙二醛（malondialdehyde）的濃度，這項研究結果指出，大豆加上乳清的混合蛋白的攝入加上阻抗訓練，可以改善大鼠的運動表現並減輕運動引起的疲勞。而2019年7月《營養學》（*Nutrients*）期刊最新的一篇針對十四位高齡者的研究發現，混合動物跟植物性蛋白質（35%乳清，25%酪蛋白，20%大豆蛋白，20%豌豆蛋白）比起四種蛋白質個別單一攝取的組別，有更平衡的營養表現；以上研究共同證明，乳清加上大豆的混合性蛋白質攝取，必需跟非必需胺基酸兼具，才是最

符合人體增肌減脂、改善各項代謝指數及維持腸道菌平衡的蛋白質補充法。

　　近幾年蛋白粉掀起熱潮，常打著減脂增肌的名號令消費者趨之若鶩，但仔細看食品營養成分標示，就會發現許多知名品牌都有許多不明化學成分，為了增加風味（人工香料、人工色素、人工甜味劑）、降低成本（膨脹劑、黏稠劑、黏著劑）、增加保存期限（防腐劑、化學抗氧化劑）等等因素，吃進了許多身體不必要且福禍未知的添加物，讓人嘆道：難道我們就不能用更簡單的方式攝取足量的無添加優質蛋白質嗎？故許多人在食用了有過多添加物的蛋白補充劑後，不但沒變瘦反而變胖，跟賦形劑增加、蛋白質的純度跟量就會相對減少也有關。

　　基於上述大環境的問題，我建議儘量選擇優質、無有害合成物添加的蛋白質來源，最好是符合低碳、低脂、低熱量、純度高、並同時含有乳清蛋白、大豆蛋白的混合蛋白以及補充人體所需要維持腸道益菌的膳食纖維的產品，在醫師跟專家的監督下，適合各年齡層、不同族群作為增肌減脂補充的捷徑。

　　在我的觀點，蛋白粉補充劑並非是「代餐」，目的不是用低熱量來取代一餐，而是做為快速、方便、好吸收的蛋白質來源，目的在補足身體一天維持肌肉跟正常機能所需，所以它不是取代正餐的「代替品」（Replacement）而是正餐的蛋白質營養不夠時還要再加上去（add on）的「必需品」（Necessity），因此在老年人肌少症或是營養不良造成的肥胖症患者，我都會請他們把一天需要的蛋白質攝取夠之後，再來吃其他單純滿足口慾的食物。

腸道健康人不老，增肌減脂只是剛好

　　每次演講關於健康長壽學的題目，我都會有個起頭：每個物種都有他的「天年」，人類這種生物的細胞在正常環境中會分裂六十代左右，每次分裂的時間為2年至2.5年，用細胞分裂的時間乘以六十，人的終極壽命應該是在120歲到150歲之間。但是受到現在太多的污染、毒素、環境賀爾蒙、天災人禍、慢性疾病跟心靈壓力，造成器官的使用年限越來越短，致癌基因的開關被打開的越來越多。

　　2014年一項針對全世界超過110歲的17位超級人瑞（super centenarians）做的全基因序列（whole-genome sequencing）研究發現，他們的基因跟一般人並無二致，顯示後天環境的重要，也就是所謂的表型基因因子（epigenetic factor）的重要，後天的各種接觸修飾了我們原本的基因，決定了我們的健康跟壽命。

　　2013年義大利一項143位平均一百歲的人瑞研究，發現在他們的尿液裡，有兩種腸道微菌（Microbiota）的代謝產物phenylacetylglutamine（PAG）跟p-credos sulfate（PCS）有增加的趨勢，而這現象在2013年針對台灣跟美國的研究中也發現一樣的結果。因此我的演講每次最後小結論，都是「長壽的人，常常是身上的微菌們，傾向給予正向的回饋，互利共生的正向循環轉得越順，這些微菌們也會努力保護你的器官們，走向長壽健康之路。」所以常聽到的知名廣告台詞：「腸道不老，人不老」的確有它的道理，只要有欣欣向榮的腸道菌生態系，讓我們能夠順利吸收營養並維持身體順暢的代謝、免疫功能，自然就會傾向健康長壽。總結：

1.　維持健康的生活型態跟身體組成（骨骼／肌肉／脂肪比例）。
2.　儘量遠離污染跟毒害的飲食和環境。

3. 攝取對腸道有益處的微巨量營養素。
4. 適度壓力但不焦慮。
5. 適度而不過度的活動、避免運動傷害、延長關節使用年限。
6. 保持正向樂觀的人生態度跟正直善良的心。

　　第6點最重要，「愉快」跟「健康」是雞生蛋蛋生雞的關係，我們從來就不是孤軍（菌）奮戰，每一口健康的食物跟做的每一件好事，都有身上數以兆計的微生物們，幫我們歡欣鼓掌，與我們共存共榮。

　　這套「4＋2R代謝飲食法」是以健康腸相為導向的飲食建議，若說是「減肥食譜」我認為太過狹隘，畢竟「肥胖」只是「腸道菌異常」（dysbiosis）的其中一個結果；研究發現在肥胖、代謝症候群、癌症、心血管疾病甚至是第一型糖尿病發生前，這些人身上已觀察得到腸道菌相的異常。因此我希望藉由飲食介入來改善腸道菌異常，增加腸道菌基因豐富度，進而治療肥胖及相關併發症，期許能在更多基礎和臨床研究佐證下，結合臨床治療經驗，為飲食跟微菌相關疾患病人量身訂做更適切的飲食建議，也是套結合家庭醫學、老年醫學、肥胖醫學跟微菌研究，運用在使人類更健康長壽的飲食計畫。

　　依過去研究顯示，腸道對飲食的反應是「short-term change, long-term trend」，表示雖可快速改變，但仍依賴長期趨勢，高蛋白質／碳水／脂肪／糖分飲食引起的腸道菌相結構最快一至二日內就會發生改變，但可能至少需要三天才能達到一種稍微「穩定」的狀態，這也就是為何R1的排毒清除期最少要三天以上。而在飲食介入後，腸道菌要存在一種「記憶效應」來串聯過去長期飲食造成的結構跟代謝狀況，以及部分現在新的飲食法所造成的變化；這樣的轉換持續越久時間，就越能讓腸道菌跟身體記住它的「新定點」。目前吃過「4＋2R代謝飲食法」進入維持期的人，可觀察到越來越有吃的本錢，即使偶爾吃大餐也很快就能恢復

體重，並不像傳統低熱量減肥會有的代謝低下而復胖加快的現象，或許也暗示腸道菌相變得更為豐富，身體組成也越穩定。目前的研究在飲食介入後腸道菌的追蹤研究還不夠久，有些顯示恢復正常飲食後數月就會回到最初的狀況，但若維持能夠讓好菌相永續生存的長壽飲食法，是否就能讓改變的腸道菌相維持更久的時間甚至終生，就是未來我們的研究方向了。

第五章

跟著醫師「實」踐
增肌減脂飲食

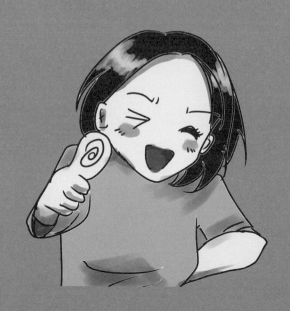

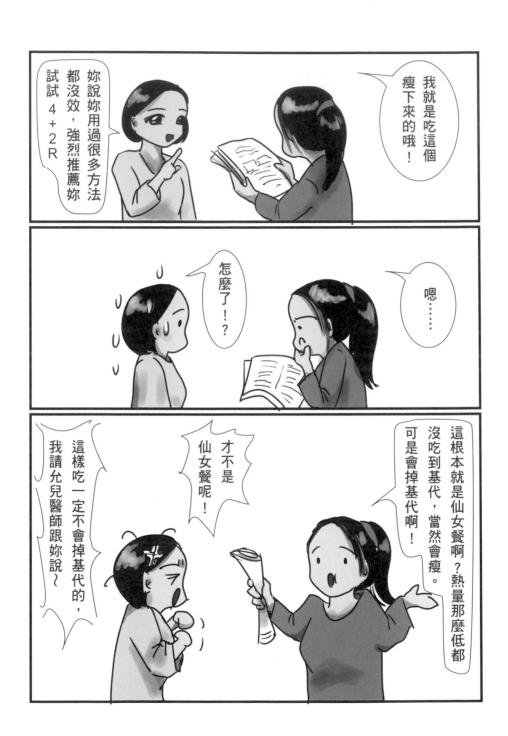

170

啟動期 4R
——給自己一個開始的理由

步驟一：確認目標跟調整心態

在踏上這趟旅程之前，先問問自己為何想要這麼做？是因為……「我想要更有自信」、「我想要健康長壽」、「我想要不用吃藥」、「我想要抽血報告正常」、「我想要穿衣服好看」、「我想要更愛自己」；旁人怎麼說都是其次，重要的是，一定要先問問自己，有多想要成就這件事。

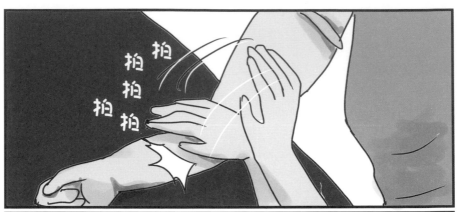

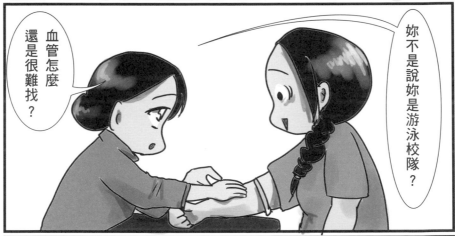

血管怎麼還是很難找？

妳不是說妳是游泳校隊？

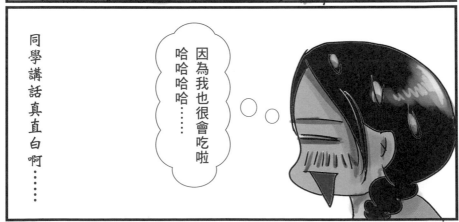

同學講話真直白啊……

因為我也很會吃啦 哈哈哈哈……

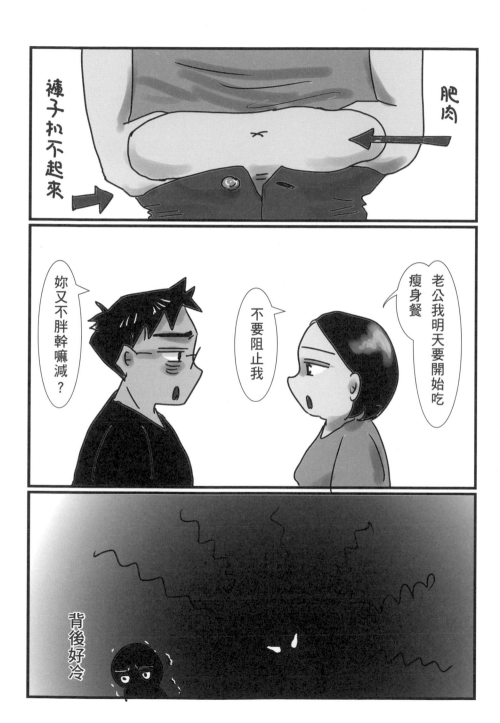

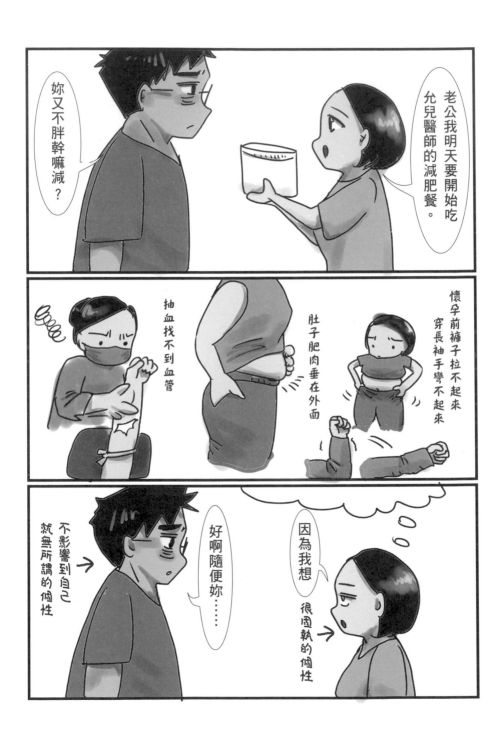

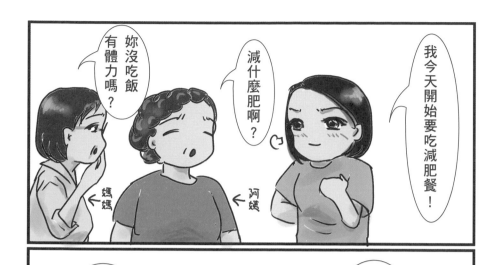

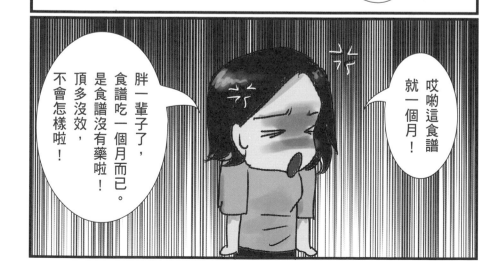

因為任何一種飲食法，再健康、再飽、再容易執行，都一定有原則要遵守、都一定有食物先不能碰、都是相對辛苦的，所以一定要有很明確的動機；就像跑馬拉松的選手，即使走走停停很想休息，但因為心中有那條終點線，所以才能持續跑到完賽。所以，給自己一個堅定明確的目標，當眼中只有目的地，周遭的風景（誘惑）就會變得模糊；醫師的角色就是在每個中點補給站幫你重新調整，陪伴著你直到跑到終點。

　　再來就是心態上的調整，很多人覺得「為減肥這個不能吃那個不能吃很辛苦」，事實上應該把這一個月到三個月的過程當作一個身體的排毒淨化，畢竟在充斥添加物跟毒素的環境中，我們的身體需要不時大掃除，讓身體阻塞的廢棄物可以離開、讓代謝可以順暢，這是即使不胖的人也可以多多益善的事，偶爾給自己幾天R1消水腫、R2讓好菌成長，都是可以讓身體這個生態系永續經營的健康飲食法。即使已達到滿意的身體組成，仍能保持R1～R4交替跟融會貫通的飲食方式，幫助自己長壽健康。

步驟二：杜絕誘惑，打造易瘦環境

有心想戒菸的人第一件要做的事，就是建議他把家裡的菸跟菸灰缸扔了。

研究發現，「致肥環境」的影響遠大於先天基因，所以清理致肥環境因子至關重要。例如：開始清冰箱、把家裡的違禁品送人、有任何聚餐都可先延至一個月後；因為第一個月是關鍵。研究顯示，初始體重在前八週減少最多（至少8%）的人比減少較少的人，更能在隨後的六個月飲食控制減去更多體重、更容易成功以及更容易維持。所以也要準備一台好的體脂計，開始天天量測體重跟體脂，為自己創造一個「易瘦環境」，便可以事半功倍。

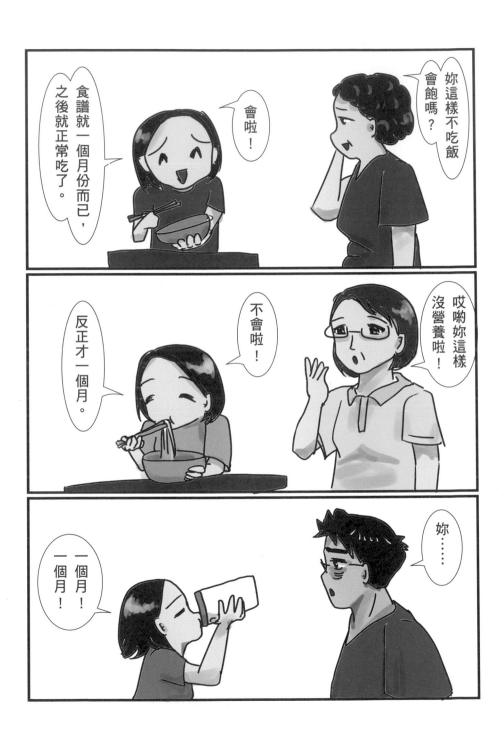

178

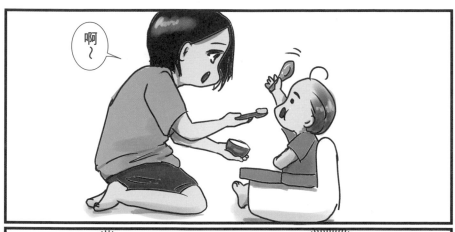

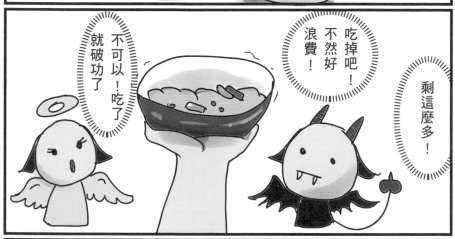

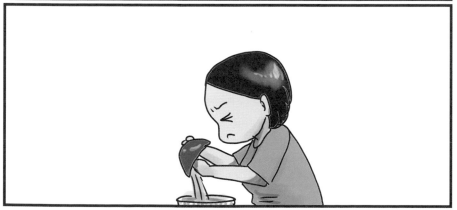

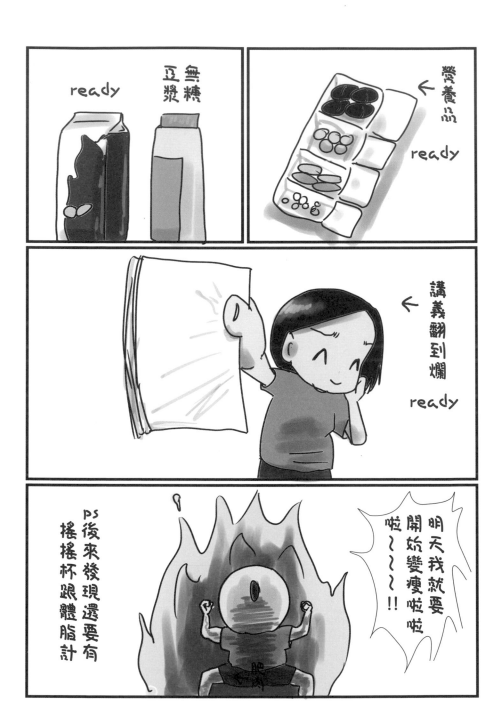

步驟三：找到戰友效果加乘

　　人本來就是群體動物，孤軍奮戰往往讓人意志薄弱；戒毒或戒酒常常有所謂的「團體治療」，可見支持團體的力量之大。在科學上把這個現象叫做「從眾效果」，在門診經驗中，若家人或公司同事一起進行飲食的人，成功率高於孤軍奮戰的人很多；而且壓力指數低，心情愉快，燃脂效果更好。所以建議可尋找志同道合的親朋好友一起進行喔！用Line或臉書群組也不失為一個可以互相打氣鼓勵的方式。

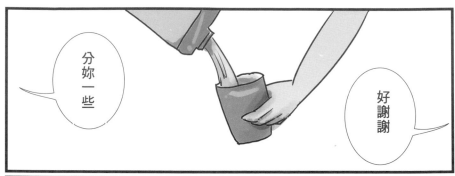

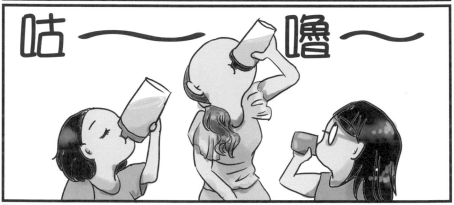

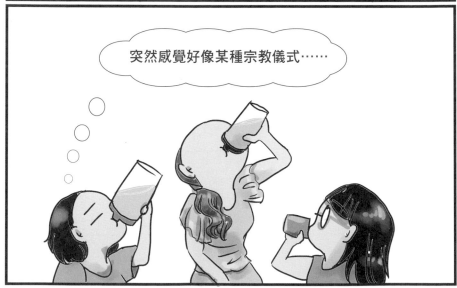

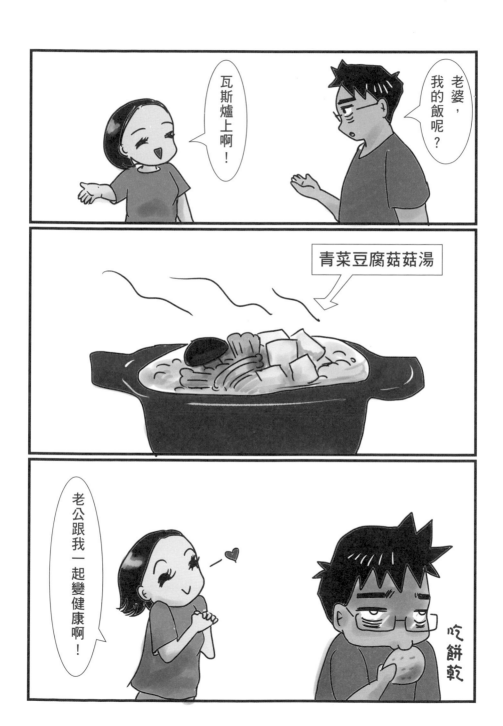

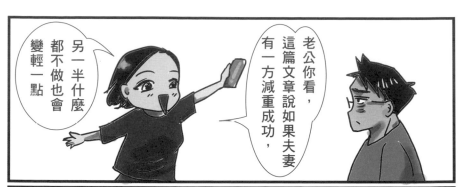

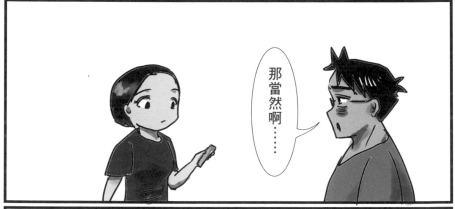

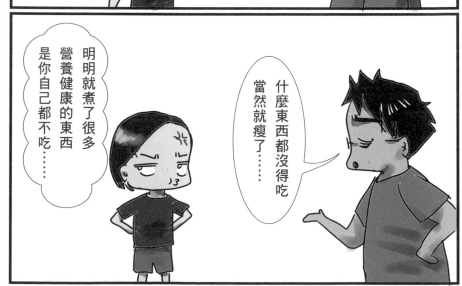

步驟四：找到專業的醫師監督跟適當的輔助品

　　飲食的力量往往大於藥物，所以特殊營養的介入其實需要相當嚴謹的評估跟追蹤，此外，不同身體組成的人對營養素的需求也不同，減肥進行中每個人對應食譜產生的症狀跟效果也不盡相同，因為這過程中很多人的三高藥物都可以減藥甚至是停藥，所以藥物的調整跟肝腎功能等事前評估，都建議要有專業的醫師指導；另外若使用的是較少乳化劑跟溶劑之類的蛋白質補充劑較難溶解，所以建議用搖搖杯這類有鋼球的杯子搖開喔！一些幼兒常用的奶粉分裝罐，也是很實用的輔助品，既環保又便利。

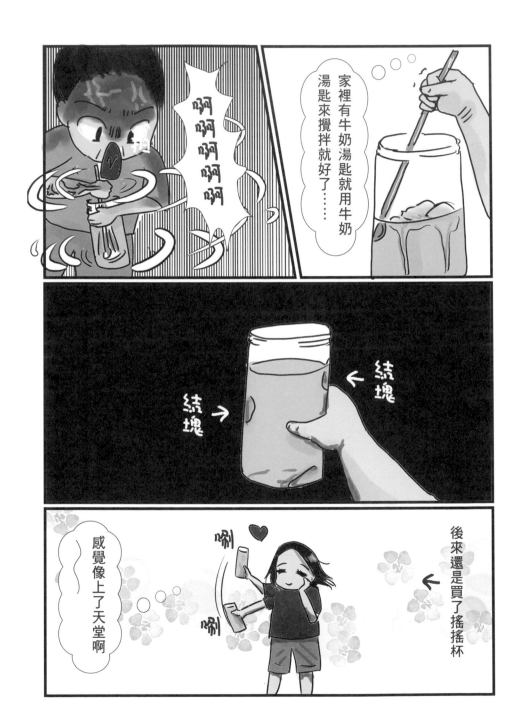

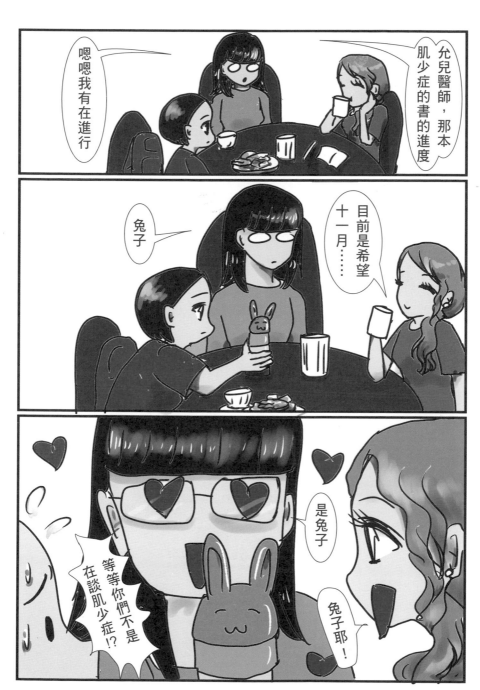

R1 Remove 排毒快速改變腸相

　　此時期藉由高蛋白（60% 以上）、低碳（10% ～ 20%）跟低脂（20% ～ 30%）的方式，讓身體切換到積極燃脂模式；但是在前期肌肉內肝醣的流失會伴隨肌肉蛋白質的損耗，所以要補充大量好吸收的「快速蛋白質」（ fast protein），因此需飲用「無添加物」的優質蛋白質補充劑，提高蛋白質攝取比例到 60%，以此方式來保留最多的瘦肉組織（一般原型食物很難達到這樣的比例），搭配大量的水分，達到清除身體廢物毒素、讓胃回復原本大小、讓腸道菌相快速改變的目的。舉例來說，在診所使用的 MNT® 蛋白補充劑就是因應腸道菌研究，所研發的無添加物、動物加植物複方蛋白質。在第二章提到：「增肌」效果最佳者是乳清蛋白，「減脂」效果最好的是大豆蛋白，若要同時達到增肌減脂的效果，兩者一起攝取最好。2018 年的研究發現，在老年人肌少症的治療上，只要整體蛋

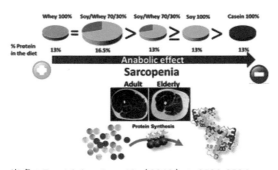

出處：Food & function .12 （2018）： 6526-6534.

白質占飲食中的比例高達 25%，大豆跟乳清蛋白混合配方可以達到跟百分之百乳清蛋白一樣的肌肉合成效果，且預期可得到植物性蛋白質的減脂效果跟對腸道菌的好處。

R1最初幾天造成的體重下降是因為排掉了腸胃內的滯留物還有體內水分；腸胃乾淨了，循環變好，接下來的R2營養才易被吸收、細胞才會覺得滿足、代謝跟體溫提升、消水腫迅速，之後的脂肪下降才會更有效率（這解釋了為何有些人一開始體脂肪沒掉，但體重掉很多，是因為先消水腫的關係）。

● R1 飲食常見問題：

Q. 只飲用流質的蛋白質補充劑會不會餓？

A. 60%的蛋白質比例是原型食物困難達到的，但是卻是研究中發現增肌減脂效率最好的比例，蛋白質很有飽足感，所以用喝的比較容易攝取足量，而且也較能搭配達到大量喝水的需求。另外我們的胃是平滑肌，三天的純流質可讓胃慢慢恢復成拳頭大小，如同產後子宮可以慢慢縮回原本大小，所以有人第四天連吃一顆蛋都會覺得很飽。高純度高劑量蛋白質給身體的飽足感是一種前所未有的體驗，這段期間因為身體需要大量生糖跟生酮胺基酸作為原料，所以必須以「不感覺餓」為最高原則攝取到足量，而餓的感覺會降低瘦體素的分泌跟活性，所以務必要在醫師依情況開立的範圍內將蛋白質跟水「吃到飽」。目前在我的門診中，都只有抱怨太飽喝不下，鮮少有覺得飢餓的情況喔！

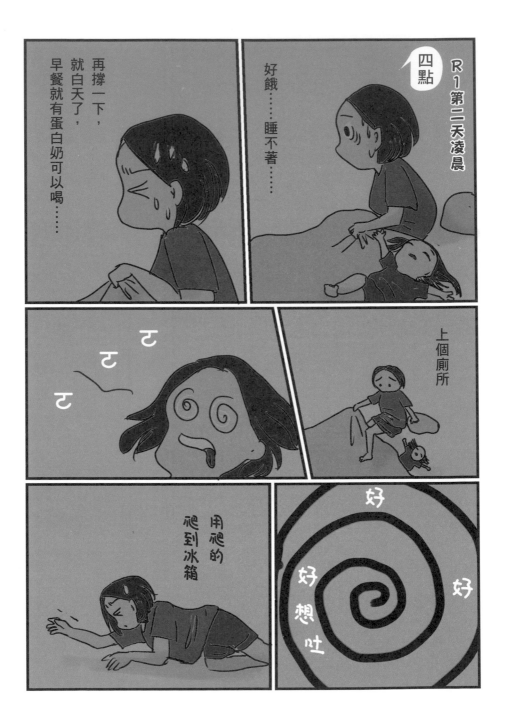

190

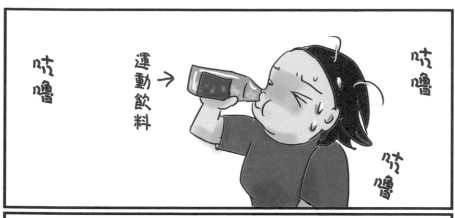

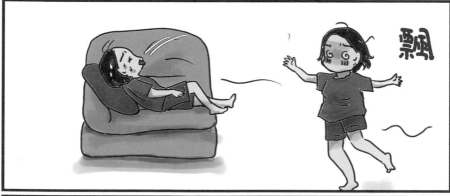

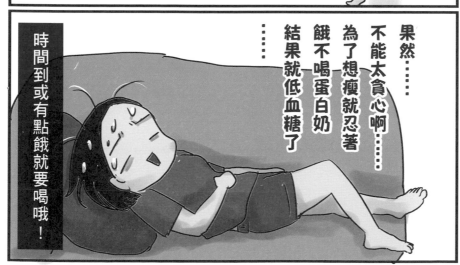

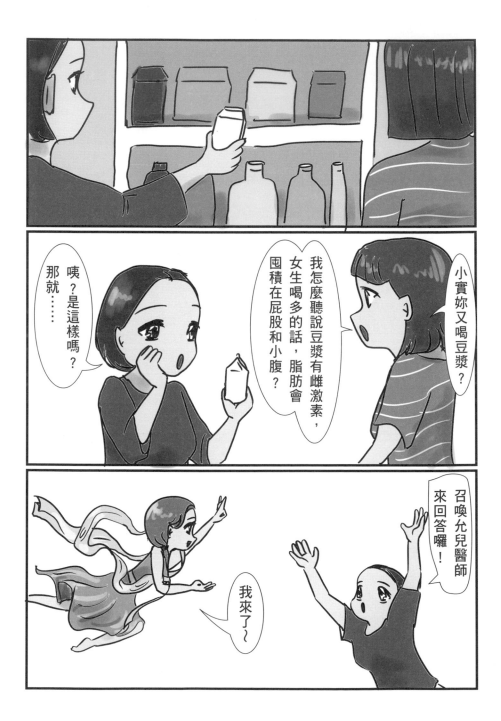

Q. 豆漿的雌激素會不會對身體有不良影響？

A. 食物中的雌激素都很微量，而且植物性的雌激素是效率差的同分異構物，比起動物性雌激素對身體的影響較小，只要一天不要過量飲用（例如超過一千毫升），都不用有太大疑慮，更何況豆漿是很好的抗癌食物喔！

Q. 前幾天不吃澱粉主食會不會對身體有不良影響？

A. 身體是油電雙用車，平時消耗的能源來自醣類（肝醣）跟脂肪（三酸甘油脂），但在安靜狀態，其實非酯化游離脂肪酸（NEFA, non-esterified fatty acid）才是主要支持身體運作的能量來源，並非碳水化合物喔！何況身體的碳水化合物儲備，以一個體重70公斤的成年人來說，骨骼肌的肝醣400克加上肝臟的肝醣100克只有500克，大概2000大卡，非常的少，大概禁食八小時至十二小時就會用完；而脂肪酸的儲備量卻有10公斤將近九萬大卡，以重要的器官例如腦心肝腎，占了身體基礎代謝的58%來看，身體用游離脂肪酸只是剛好而已。若不吃澱粉主食，能量供應就會出問題的話，一般人空腹十二小時後應該就會腦死才是（XD）。

因此R1時期只是讓身體快速消耗掉血液中的葡萄糖跟肌肉和肝臟裡的肝醣，接下來都會以游離脂肪酸或是高蛋白質飲食的生糖胺基酸，在肝臟做出葡萄糖供給身體使用；但至少要一到三天才能讓這樣積極使用脂肪的模式啟動，而R1中的豆漿跟牛奶中因為也含有纖維或乳糖，所以完全不用擔心會沒有足夠的碳水化合物喔。

Q. R1時攝取那麼高比例的蛋白質，會不會影響身體健康？

A. 關於高蛋白質飲食對腎臟的影響，在第二章的「聽說蛋白質吃太多會傷腎？」中已經說明相關安全性，根據目前的研究，沒有特殊疾病者一天攝取體重的3.3倍或是200克左右的蛋白質都是安全的。在前幾天當肝醣用罄時，肌肉都會無可避免的因為蛋白質的分解而流失一些，所以前幾天高達60%的蛋白質比例攝取，可以避免肌肉的大量流失；唯身體要分解蛋白質也會需要耗能，此時水分的補充就會變得格外重要。

✓ 溫馨叮嚀：以 MNT® 為例，除了一日所需最低限量外，在醫師評估肝腎功能允許的情況可以多喝直到有飽足感，減脂期間絕對不可以挨餓。蛋白質其實對穩定血糖跟飽足感很有幫助，一次兩匙的話，要一天喝五次都可以，每三小時至四小時就喝，尤其是對運動量大或想長肌肉、容易餓的人更是；對於腎功能正常的人而言，一天攝取體重的 2 ～ 3 倍的蛋白質都是沒問題的。重點是蛋白質的吸收一次最大量大概是 50 克左右，少量多次喝會更容易吸收，而且方便準備又能讓血糖穩定，精神跟集中力都會越來越好。

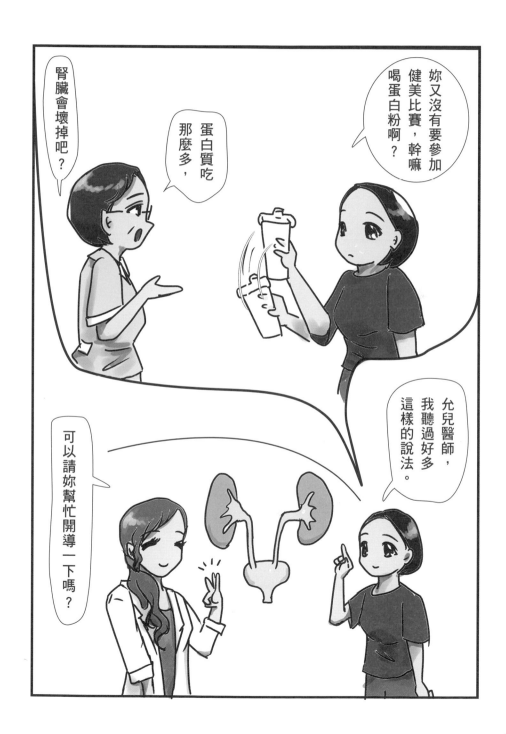

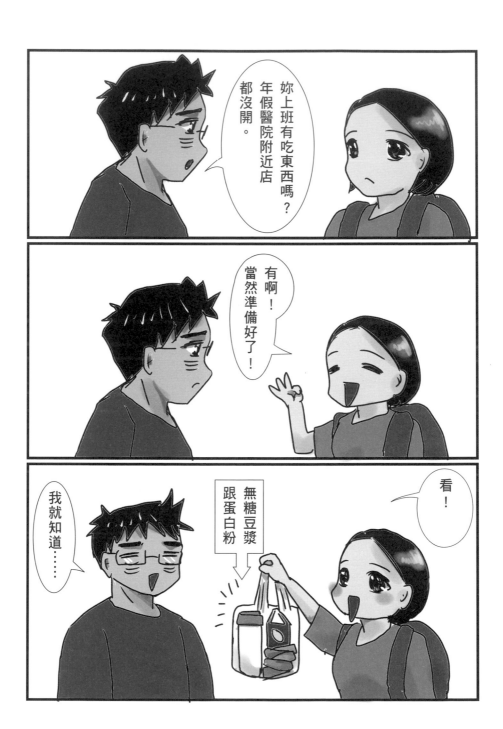

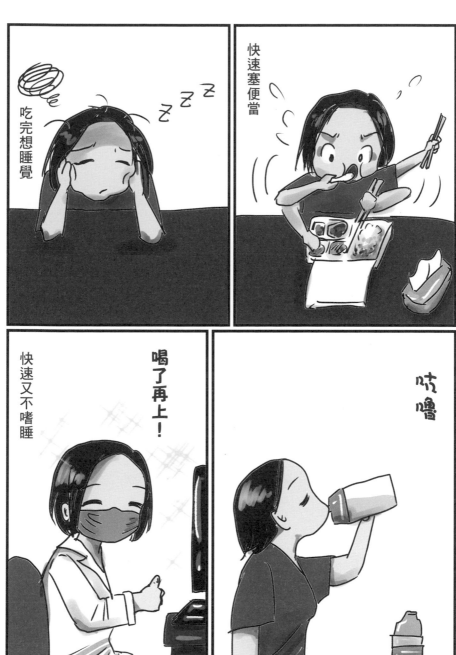

※ 上班以前都是吃便當，吃完因為血糖上升有段時間會很想睡覺，但我的工作可不容許我精神不集中！現在上班改成喝蛋白粉豆漿，血糖維持穩定就不會飯後想睡，非常適合上班忙碌的我呢！

快速塞便當

吃完想睡覺

快速又不嗜睡

喝了再上！

咕嚕

Q. 如果發生胃腸症狀怎麼辦？

A. R1時期若有便祕情形屬正常現象，三天一次都屬正常排便頻率，食物攝取變少體積自然減少，在R2攝取纖維足夠（建議金針菇類非水溶性纖維）跟水量（4000毫升以上，這段時間大腸很吸水）足夠就會正常排便，另外此時期需要大量的水分代謝脂肪的產物酮體，故大腸會比較吸水，大部分有喝夠水分的人都能正常排便。嚴重便祕的人也可增加益生菌的補充，加強腹部按摩。若是鐵劑造成之糞便黏稠，或水不夠多感覺解不乾淨，可服用孕婦也可吃的氧化鎂輔助軟便。

另外排氣跟脹氣的現象，一種可能的原因是較少吃纖維食物的人因針對纖維消化能力的菌較少，所以食用豆製品跟蔬菜會有脹氣現象，可先少量多次食用，也可使用相關益生菌來幫助改善胃的生態環境，另一可能的原因是之前高脂高蛋白飲食（肉類）的人，在初期服用益生菌會有較多氣體產生的情況（食物被菌開始分解），通常一段時間後都會改進。

Q. 平常沒有喝水習慣，如果無法喝足4000毫升至6000毫升怎麼辦？

A. 蛋白質跟脂肪的代謝都需要水，喝水的習慣需要培養，通常不刻意攝取，一定喝不到足夠的量，當我們感覺到渴的時候，便已經是過度缺水了，所以建議買大容量的水瓶，方便規定自己一天需喝完的瓶數。再來就是現在有很多手機軟體app，可提醒喝水，可以像定鬧鐘一樣提醒喝水喔！！建議可以在中午前喝完2000毫升、下午2000毫升，晚上到睡前三小時再喝完剩下的毫升數喔！另外也可加入切片檸檬或玫瑰花、洋甘菊等等，讓水變好喝，也可偶爾加入氣泡水。

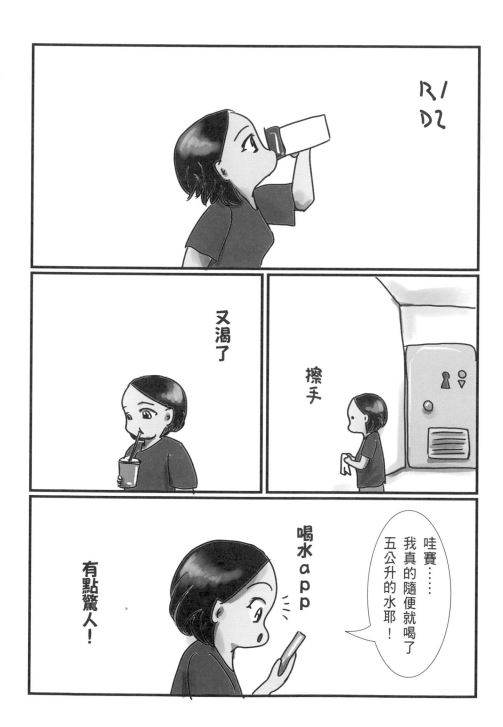

Q. R1可能會有哪些不適症狀？

A. 有些人若之前對碳水化合物的依賴（類似咖啡因戒斷現象）比較嚴重，在降低碳水化合物的攝取後，身體開始使用脂肪以及醣質新生的葡萄糖當能源前，會有不舒服的類似戒斷現象（頭暈、頭痛、想吐、嗜睡、全身無力、焦慮煩躁）；每個人的感受不同，也有人完全沒有不適，通常症狀在第一、二天最為明顯，在第三天後就會大幅改善，可跟醫師討論並處理相關症狀。

另外脂肪代謝為酮體作為能量的過程中，會脫水及產生大量酮酸、乳酸、尿酸等酸性產物，且在過程中脂肪細胞本身也會釋放出有很多脂溶性有毒物質，加速油脂的分泌，有些人會有冒痘痘或是皮膚乾燥的現象，故需大量飲用純水，將酸類及有害物質藉由汗、尿液跟糞便排出。但也避免一次灌太快，造成低血鈉或腸子無法有效吸收，若頭暈可以補充鹽分，或在水裡放顆梅子喝。

因大腦跟血球主要使用的養分是葡萄糖，在糖質新生跟脂肪代謝的酮體產生前，若本身就有貧血或是出現頭暈伴隨心悸、胸悶跟喘，是貧血現象，建議鐵劑跟葉酸要加倍補充。大部分的人在一開始，因為體內瘦體素高的關係故不會覺得餓，但有兩種人在一開始會覺得有飢餓感：（1）瘦體素多但有抗性（不活化），例如反覆減肥或用過極端節食減重的人；（2）本身不是非常過重或肥胖的人，瘦體素不多。這兩種情況需要等待蛋白質裡的十五種生糖胺基酸在肝糖用罄後開始啟動肝臟的糖質新生，加上生酮胺基酸跟脂肪分解產生的酮體會抑制食慾以及提供能量，屆時血糖便會穩定供應並且覺得活力充沛，在這之前建議減少激烈運動並且多喝水促進代謝，蛋白質充足的情況下很快就會覺得有飽足感。

最後，在初期因飲食大幅改變，腸道菌也會隨之變化，有人在初期會有輕微便祕（也可能跟水不夠或是鐵劑會讓糞便較黏稠有關）或是腹瀉（跟水的攝取增加也有關）的情況，但大部分在一週內都會穩定。

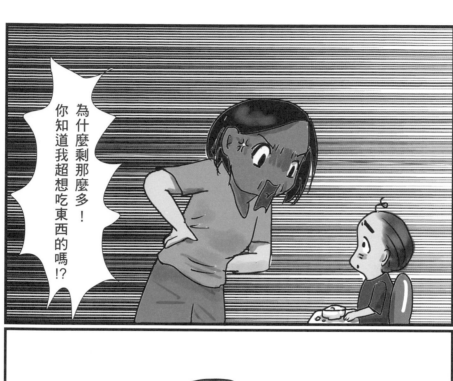

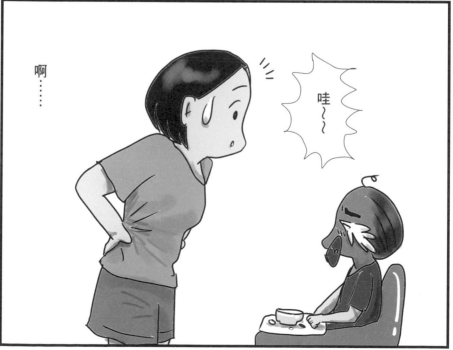

※R1純流質三到五天，血酮還沒上來，正在戒斷糖癮、醣癮、高油癮，會有很多嘴饞、飢餓難耐、浮躁的症狀，所以R1一定要好好選日子開始哦！

Q. 多喝水跟蛋白粉之後，還是覺得飢餓或嘴巴想咬東西怎麼辦？

　　A. 有些胃被撐得比較大的人，要靠食物的體積刺激胃壁的迷走神經，才能感受到飽足感。研究發現有飽足感的食物前幾名就是高蛋白質、高纖維跟含水量高的食物，所以若蛋白質補充劑跟水分補充後還覺得餓，可以用一些水溶性纖維來增加膨脹的飽足感，例如蒟蒻、奇亞籽、寒天，但由於製作的方式難免有添加物的疑慮，奇亞籽本身也含有26%的碳水跟31%的脂肪，建議就算要用也是少量。而想要咬東西的感覺，可以偶爾嚼一下無糖口香糖。在我的門診會使用特殊的口腔益生菌，平衡口腔的味覺、酮體的味道及蛋白質代謝出的硫化物的味道。若是糖上癮嚴重的人，在我門診會使用含有特殊後生元跟加了益生菌的L-阿拉伯糖（雙L益菌糖），取代一般糖的使用。

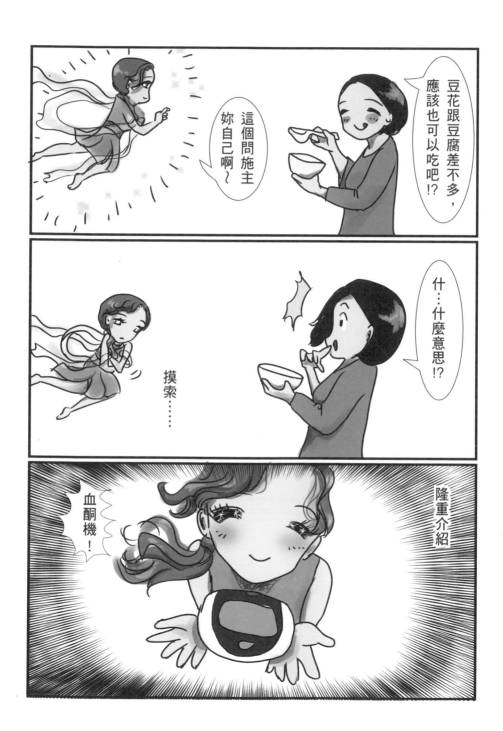

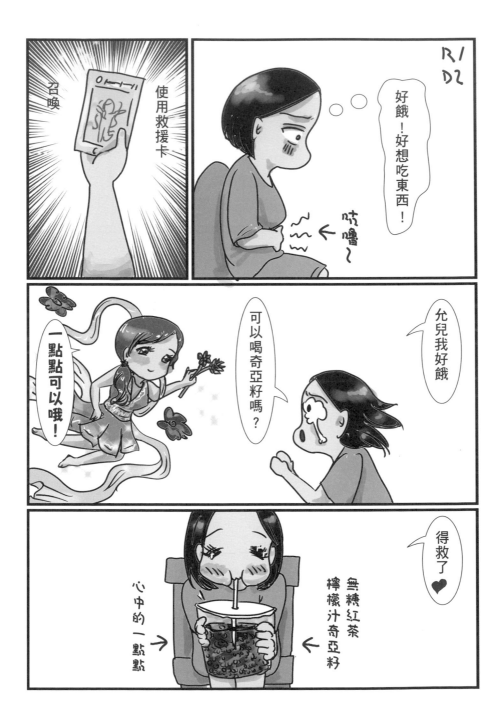

Q.R1期間偷吃到澱粉食物怎麼辦？

A.當身體處於限制碳水化合物攝取的期間，正常反應就是會「加倍吸收」含碳水化合物的東西，這跟腸道菌有關，因為嗜吃碳水的菌使用熱量的比例會改變，例如以前吃100克的吐司它們只吸收4克，現在會變成100克全部吸收，從4%變成100%，25倍，吃一口吐司相當於吃了25口吐司；吃一個麵包等於吃下25個麵包，相當可怕，尤其在R1時期好不容易把腸胃清空，營養的吸收也會加倍喔！

一般在兩週會遇到第一個體重下降停滯期，也是因為前幾天低碳，身體消耗的是肝醣，故吃澱粉會讓肝糖快速補回來，後期已經是穩定消耗脂肪了，對糖的需求就沒有那麼大；所以希望大家不要偷吃，倘若真的吃到不該吃的東西，只要再執行多天一點的R1，就能再度進入燃脂模式囉！

一旦開始低碳飲食，建議至少持續至R2共兩週以上身體穩定習慣用脂肪當能量，再遇到第一次的放縱日，比較不會有加倍吸收的現象。真的忍不住想吃其他東西，建議也可以提前進入R2，好過吃澱粉食物喔！

Q.R1最多可以吃幾天？我如何知道可以進入R2呢？

A.在水量充足的情況下，R1即使連續吃14天都是沒有問題的！R1代表消水腫跟肝醣用罄，常常一天可下降0.5～2.5公斤左右，所以當早上的體重變化跟前一天早上比起來小於0.5公斤，表示已排水結束，就可以進入下個階段囉；若下降幅度仍然大於／等於0.5公斤，可再進行一天R1。若希望用更準確的量化方式來得知有沒有開始用脂肪當作能量來源，建議可使用血酮機；很多進行飲控的人為了知道自己是否在「燃脂」的狀態，都會驗尿酮或血酮來測知脂肪的代謝產物（血液中有無出現 β-Hydroxybutyrate）。我常看到某些生酮飲食抱怨「入酮」困難，加高了脂肪的比例或是降低碳水比例仍不見酮體產生；事實上大家有個迷思，並非只有高脂肪的生酮飲食身體才會產生酮體喔！理論上只要是能讓身體

燃燒脂肪的狀態，都能驗得出酮體！在這裡提供一篇*Endocrine*期刊2017年的研究，使用驗血酮的方式，來測試四個月階段性飲食的血酮變化，裡面分成兩種熱量限制跟四次的回診追蹤：

追蹤時間→ C-1（起始點）→ C-2（一至二個月後，酮體最高峰，為第一階段執行中間）→ C-3（二至三個月後，酮體開始下降，第一階段結束）→ C-4（四個月後，第二階段結束時）

- 第一階段：極低熱量生酮飲食 Very low-calorie ketogenic（VLCK）diet
  ☑極低熱量：一天600～800卡
  ☑低碳（carbohydrates）：一天50克，來源為蔬菜
  ☑低脂（lipids）：只有10克，來源為橄欖油
  ☑高蛋白：一天0.8～1.2克／公斤／天，來源為蛋白質補充劑
- 第二階段：低熱量飲食 low-calorie diet（LCD）（一天 800 ～ 1500 卡）期間C1到C2以五餐蛋白質補充劑為主（每100卡提供蛋白質15克、碳水3克、脂肪4克）搭配蔬菜，發現血酮從0.5以下上升到1.3 mmol/l左右（0.5～1.5就表示生理性生酮了，燃脂狀態），之後減少成一天兩次蛋白質補充劑，加上肉等原型食物，在第三個月結束後仍然維持著生理性生酮的狀態，直到低熱量飲食才慢慢恢復成低於0.5mmol/l。

大家注意到這個研究的重點了嗎？就是低脂高蛋白也能生酮啊！而且沒有斷食，還吃了五餐喔。其實只要在低碳的情況下，高蛋白質裡的生酮胺基酸也會產生酮體（包括賴氨酸、亮氨酸），也能在分解過程中在肝臟轉變Bata-羥基丁酸。

這就是為何我不建議生酮（用高脂肪食物的外源性酮體想辦法拉高血酮），因為從燃脂產生的內源性的生酮才是真正對身體有益的。舉例國泰醫院的糖尿病衛教單，裡面指出油脂雖可延緩血糖反應，但餐時易有低血糖，而餐後三小時至四小時有高血糖的情形發生。反觀蛋白質不

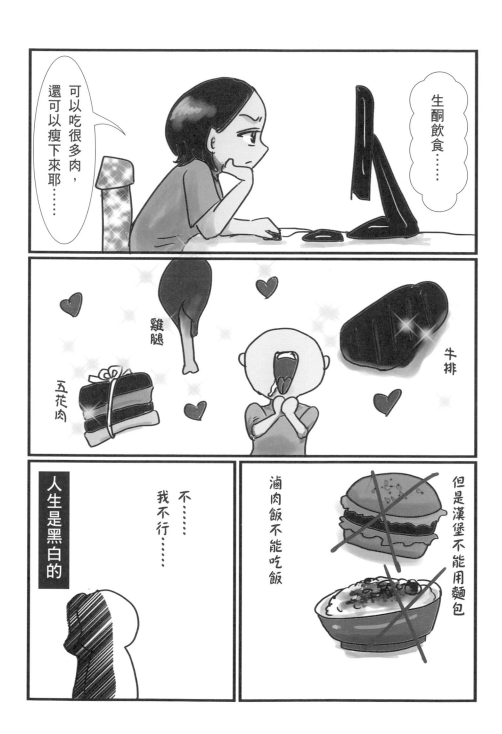

會升高血糖，可以延緩血糖的上升，重點是也不會低血糖，因為十五種蛋白質裡的生糖胺基酸會在肝臟裡緩慢釋出血糖，故有助於穩定血糖跟改善胰島素抗性，也不會阻礙酮體的生成。目前診所臨床個案的親身試驗，都能在R1執行一至三天內測到0.5以上的營養性生酮數值，建議超過零點五以上連續三天，或有一天超過1.0 mmol/L後再進入R2，之後的降脂過程會更為順利。

　　測量血酮的時間，建議統一早上空腹八小時以上測的血酮較為準確哦！生理期跟操作方式有時也會影響血酮數值（低估），建議善用血酮機作為評估燃脂狀態的工具，可知道是否營養素有保持在高蛋白低碳，也可跟臨床醫師討論數值喔！

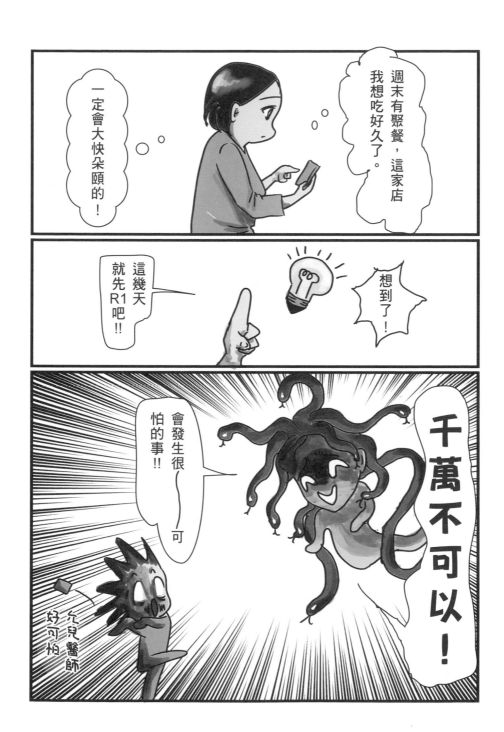

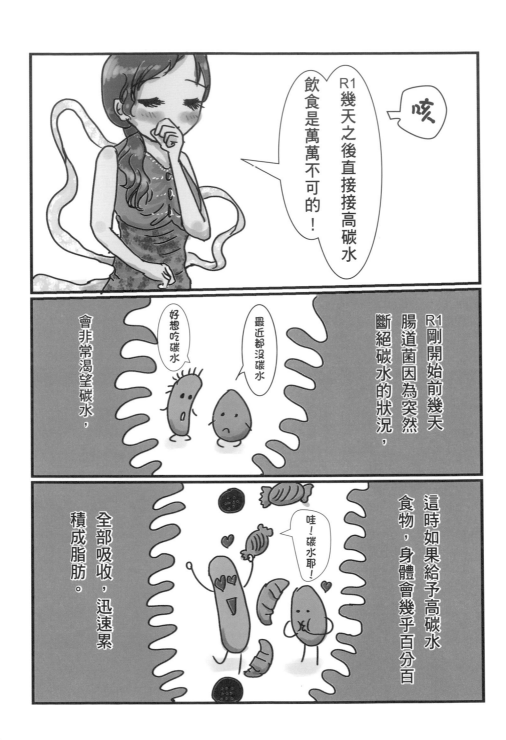

咳

R1幾天之後直接接高碳水

飲食是萬萬不可的！

R1剛開始前幾天

腸道菌因為突然

斷絕碳水的狀況，

好想吃碳水

最近都沒碳水

會非常渴望碳水，

這時如果給予高碳水

食物，身體會幾乎百分百

哇！碳水耶！

全部吸收，迅速累

積成脂肪。

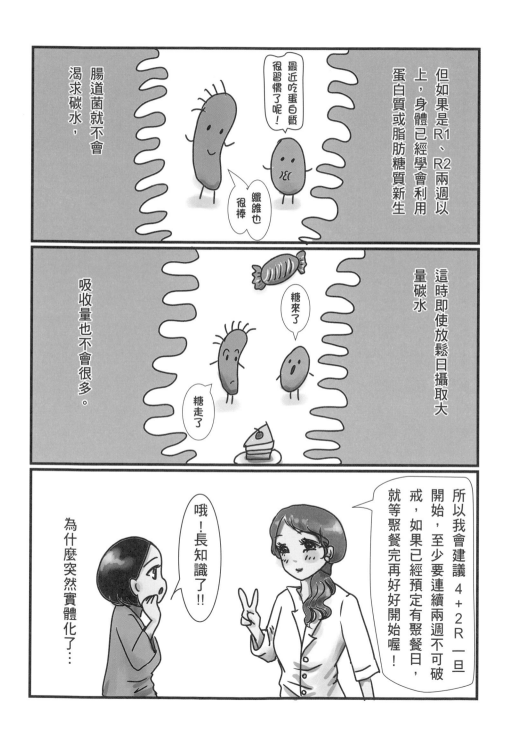

但如果是R1、R2兩週以上，身體已經學會利用蛋白質或脂肪糖質新生

腸道菌就不會渴求碳水，

最近吃蛋白質很習慣了呢！

纖維也很棒

這時即使放鬆日攝取大量碳水

吸收量也不會很多。

糖來了

糖走了

所以我會建議 4＋2R 一旦開始，至少要連續兩週不可破戒，如果已經預定有聚餐日，就等聚餐完再好好開始喔！

哦！長知識了！！

為什麼突然實體化了⋯

R2 Renew 減脂養好菌

　　結束了 R1，排除了腸胃囤積物跟多餘水分後，身體開始進入燃脂狀態，而且乾淨的腸胃營養素的吸收也會變好，此時要進入積極補充腸道瘦子菌的食物──水溶性及非水溶性纖維、還有低脂高纖的植物性蛋白質為主的減脂階段。2019 年有一篇發表在《美國營養學院期刊》（*Journal of the American College of Nutrition*）上的 36 週隨機交叉試驗，比較流行的地中海飲食跟低脂純素食飲食對於減重的效果，結果發現與地中海飲食相比，純素食的參與者平均少了 6 公斤體重跟 3.4 公斤的純脂肪，總膽固醇、內臟脂肪跟胰島素抗性都有顯著改善。但地中海飲食除了血壓以外沒有其他的改善。所以 R2 的奶蛋素飲食，有降低膽固醇跟內臟脂肪需求的人建議可以進行長一點時間。這個階段因為胃已經縮小了，所以有人會反應即使吃一顆蛋也會很飽，由於飽和脂肪對腸道好菌來說是相對有害的，而且像戴奧辛、多氯聯苯、重金屬等等的環境毒物都比較容易在含動物性脂肪的食物出現，所以這個時期先不吃含飽和脂肪的肉類，來好好享受以奶蛋素為主的健康高纖飲食吧！

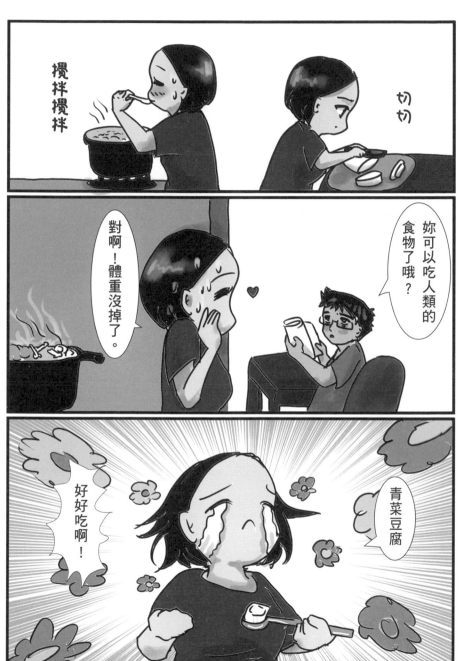

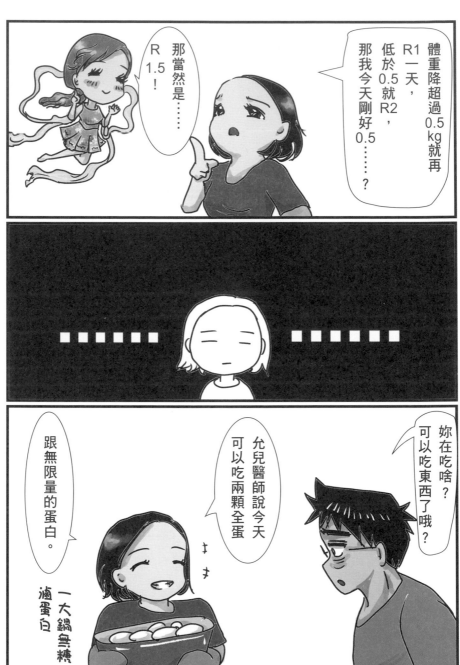

Q. R2蔬菜的分量跟種類挑選？

A. 菇類、深綠色蔬菜、海藻海帶這類富含纖維的都可以，全部加起來的分量為生菜約兩手捧起的量（約一天400克），推薦金針菇、菠菜、綠花椰菜、豆芽菜、萵苣、茼蒿、秋葵、筍類。茄瓜、椒豆類亦可（皇帝豆及豌豆除外）。

紅蘿蔔、玉米、洋蔥等根莖類及高麗菜這種醣分較高的蔬菜宜避免（白蘿蔔除外），不然很容易讓碳水的比例升高。另外我們的大部分腸道菌（胖子菌或瘦子菌）都熱愛纖維，這也就是為何「吃菜吃到飽」的方式往往瘦不下來，因為高碳水比例的關係。

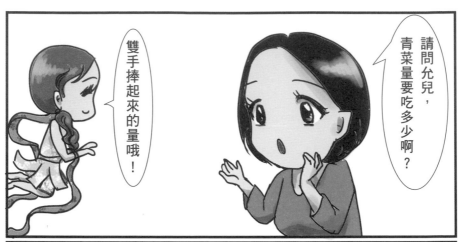

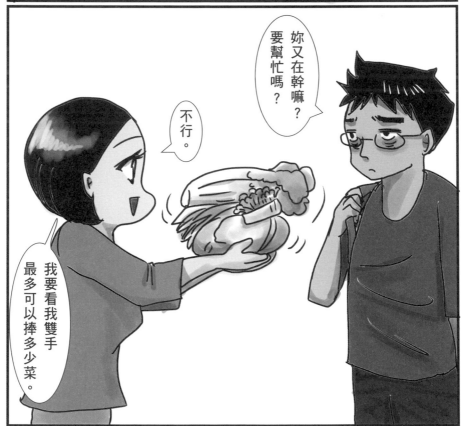

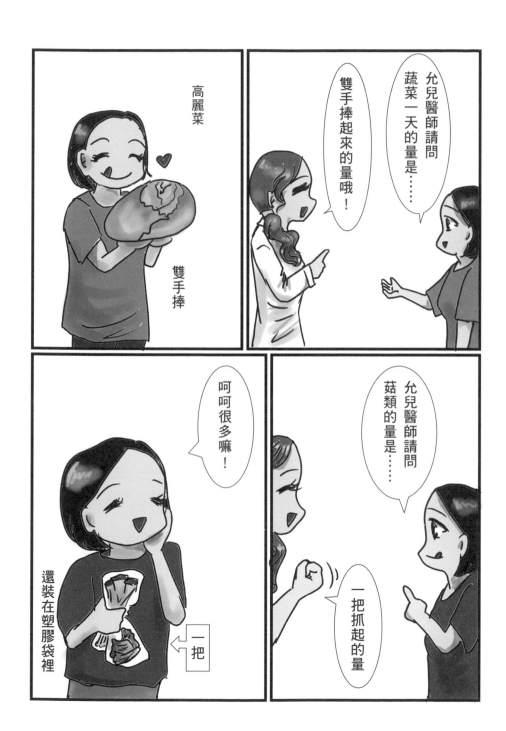

217

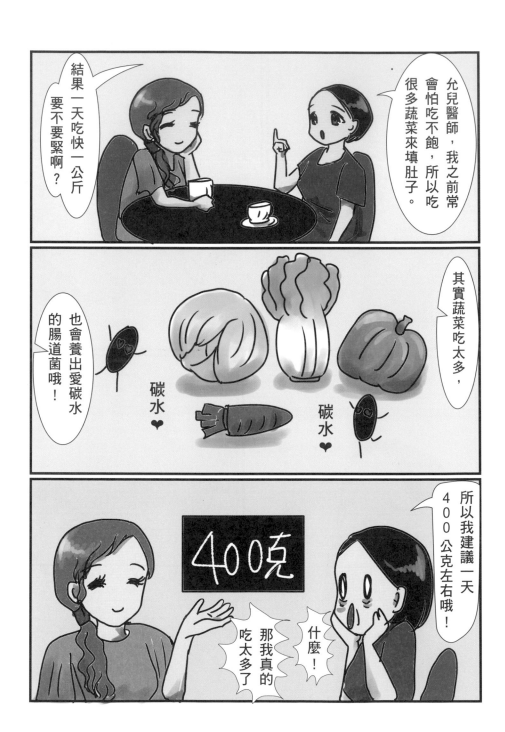

218

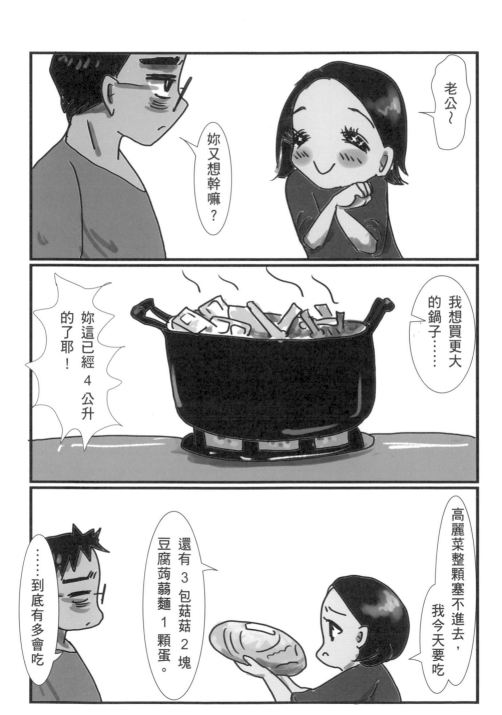

Q. 覺得嘴饞的時候，還可以吃哪些食譜以外的東西？

A. 零醣質的蒟蒻或寒天、海藻麵都可啃，但蒟蒻乾不行，因通常含大量鈉離子、糖及其他加工品。

Q. 豆類製品的選擇：

A. 嫩豆腐、板豆腐、水豆腐或凍豆腐都是添加物較少的選擇，要注意關東煮常見的百頁豆腐、雞蛋豆腐或是魚豆腐都是屬於添加物比較多的喔！這段時間不可食用。

Q. 怎麼知道自己有符合低碳高蛋白的原則呢？

A. 此時期建議可三天量一次血酮數值，看是否能維持在 0.5 以上的燃脂狀態，若吃到添加物或澱粉含量稍高的東西，有人的血酮數值就會在隔天早上顯現出來。

奇怪？

奇怪？

怎麼了？

我最近都不想吃蛋糕跟餅乾了，反而愛吃地瓜。

是不是生病了!?

※我吃 4 + 2R 以後對垃圾食物的渴望會莫名地消失耶！很多朋友也這麼說，很有趣！所以不是刻意、痛苦地不能吃垃圾食物，而是不再覺得吃這些有什麼樂趣呢！

221

R3 Repair 增肌補好油

　　R1到R2的目標在於「減脂」、增加腸道多樣性，以「不掉肌肉」的前提下減去最多的脂肪，等到體重下降達原本體重的10%後，可以開始進入吃肉類的R3期。R3可開始加入的食物有低脂肉類、堅果，其他R2的飲食皆可繼續。

　　為何是10%呢？因為所有跟肥胖相關的研究指出，體重下降5%以上才能看到對整體代謝跟健康的益處，若減到10%以上，所有代謝症候群的改善明顯、心血管疾病死亡率得以大幅下降以外，在研究中發現腸道菌多樣性跟基因豐富度都有進步，故建議此時再進入R3的肉類飽和脂肪，對身體的傷害較小。

　　再來就是經歷R2後，體脂率已有明顯改善，此時胰島素敏感性增加，是增肌的好時期，增加含必需胺基酸的肉類攝取對於增肌也有幫助；而肝臟對於脂肪酸和葡萄糖的代謝較為正常後，補充富含不飽和脂肪酸的堅果類當點心，也能有助於脂肪代謝。不過有些堅果類的糖分稍高，若有血糖不穩定的情況的人，建議少量攝取。

　　這個階段也建議無氧運動跟重訓的比例可以開始增加，無氧跟有氧的比例從1：1到2：1，做一休二，會有更好的增肌效果喔！

Q. 肉類的選擇跟分量？

A. 一開始的時候選擇低脂海鮮（除魚以外的蝦、貝類、章魚等）或去皮去骨低脂肉類（雞胸肉或豬里肌肉），大小為四手指併攏大小（不包含手掌），約等於 150 克，用清蒸、川燙、滷或烤的無添加油料理方式都可以，當然也可選擇不吃肉，繼續第二階段食譜，減脂效果更佳。現今因養殖業的進展，牛肉跟魚肉的油脂含量較高，臨床上遇過很多吃牛肉跟魚肉導致膽固醇過高的人，故這類的肉我會建議放在較後面的選項，紅肉在目前的研究有大腸癌風險增加的疑慮，故跟魚類建議可以一週攝取一次左右，不過若是體脂肪跟膽固醇正常的人，在魚類的攝取上倒是沒有這樣的限制。

Q. 堅果類的選擇跟分量？

A. 堅果選無調味、非油炸、低溫烘焙（杏仁果、胡桃、核桃、腰果）總共約一把大小（約 10 至 12 顆），多吃血糖易上升，有三高病人建議先跟醫師討論。另外堅果畢竟屬於高油脂食物，若有食物上癮症的人，發現自己無法控制堅果的分量而一不小心吃得太多，也可先不吃。

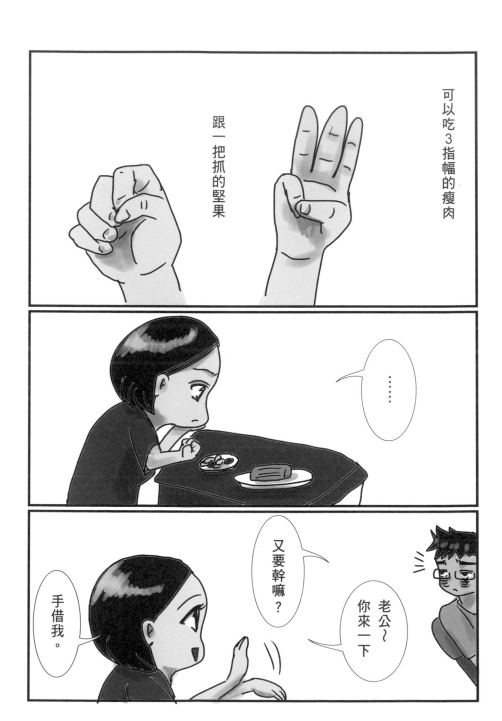

224

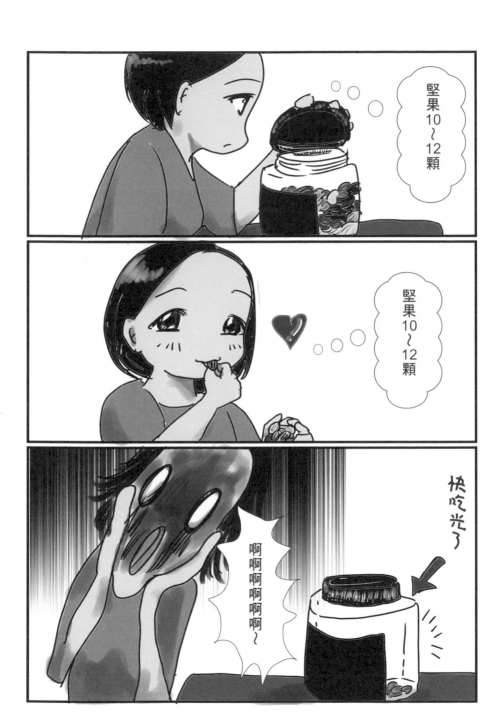

R4 Recode 編碼新定點

　　若有達成醫師所訂的體脂目標（通常建議女生小於25%，男性小於17%）可開始進行此階段。此時已接近較不容易復胖的體脂率，而且肌肉的比例遠大於脂肪，這時在中午加入好的抗性澱粉，除了繼續幫忙增肌減脂之外，把腸道菌相做大，也為接下來的維持期飲食暖身。

Q. 澱粉主食如何選擇？

　　A. 先以糙米飯為主，每天可以吃一碗的糙米飯（約拳頭大），因糙米是全穀米，保留完整的穀類營養素，富含蛋白質、纖維以及脂肪酸；另外也可改成十穀米或是黑米飯混合食用，以未精製穀類為主，食用順序為蔬菜→ 蛋白質→ 澱粉，也可選擇不加入澱粉，持續第二階段或第三階段飲食，效果更佳。這段時間因為持續在增肌減脂，而且每一克的碳水會產生四克的糖，碳水的補充可能會讓體重下降幅度不大，但是因為更能幫助增肌，所以體脂率還會繼續穩定下降喔！大部分的人在R1～R2若有流失些微肌肉，都能在R3補回來，在R4有機會比一開始的肌肉更多！

● 關於放縱日原則跟外食聚餐技巧

　　在飲食控制當中，常常有想吃的東西怎麼辦呢？

　　建議大家可以列出想吃的違禁品，在回診日跟醫師討論食用時機，或集中在放縱日當天一次食用。

　　為什麼要集中一天呢？因為每天小破功偷吃的殺傷力遠大於一天集中大破功！因為每偷吃一口對身體來說不是「量」的問題，是「訊號」

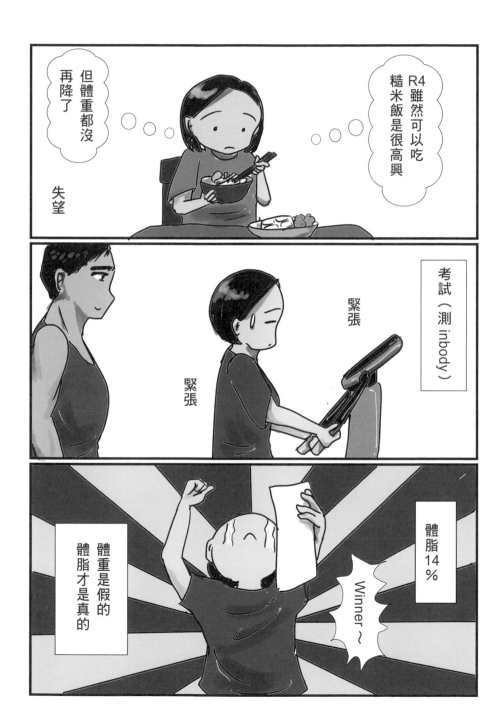

的問題喔！當身體做糖質新生還有以酮體為能量時都滿耗力的，若此時有糖分的訊號進來，很容易就放下手邊苦工而去追糖分喔，也就容易遇到所謂的停滯期，有點因小失大，得不償失呢！

　　所以建議可以等到體重五到七天左右不變動時，再來一天放縱日。主要是因為瘦體素也會隨著脂肪下降而越來越不活化，此時一次高熱量和碳水化合物的「欺騙餐」可以重新活化瘦體素，同時降低飢餓激素，使你的激素水平恢復正常；即使你正處於低熱量飲食計畫中，還可以提高甲狀腺激素的產生，從而提高新陳代謝。這個激素的優化組合可以幫你度過體重的平台期，使你可以持續減脂；重點是隔天立刻回到R1排毒期，不讓脂肪有真正儲存的機會，又能讓瘦體素持續活化，還能解放大腦想吃違禁品的壓力，可說是一舉數得喔！

　　至於放縱日的頻率建議可兩週一次，若是沒有遇到停滯期，持續到看到體重平台期再來放縱，效果當然更好；千萬不要沒兩、三天就放縱，反而會陷入易胖體質的循環喔！

　　另外減脂期最常遇到的困境，就是聚餐或是無預期的飯局！當突如其來的聚餐場合，都會建議把握幾個原則：

1. 儘量不要碰澱粉跟油炸類為原則，挑選第二及第三階段可食的低脂肉類海鮮或生魚片等，選擇食材原味的真食物，不碰加工製品。烹調方式儘量清淡，以低鹽、低糖、低油為原則，若有熱茶或熱水也可先過油。

2. 餐後三十分鐘內請多走動或散步，若遇晚餐請在晚上八點前結束進食。

3. 建議聚會餐廳挑選：火鍋（昆布日式湯底）、海鮮餐廳、日韓料理、地中海料理，避免油膩的中式或粵式餐廳，若遇西式餐廳則挑選蛋白質及蔬菜類食用、湯品選清湯、單點取代套餐、飲料選無糖茶或黑咖啡。

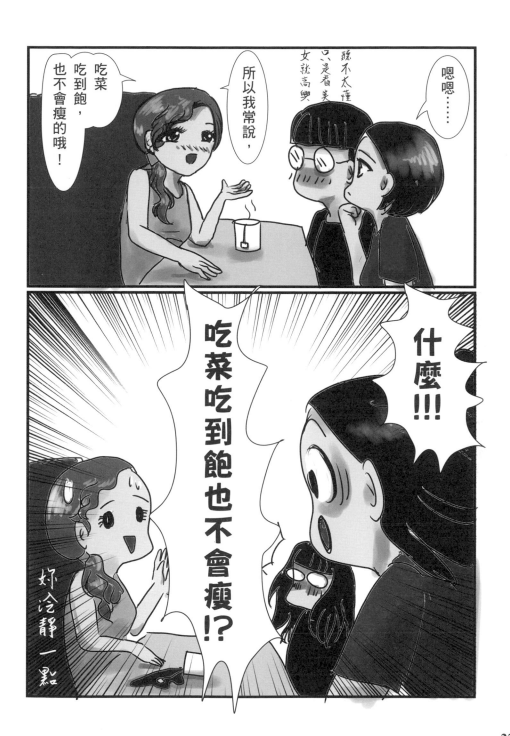

4. 含糖的甜點、水果、酒類都能不碰則不碰，把握「事不過三」原則，精緻糕點淺嚐三口即止，水果僅限蘋果、芭樂、奇異果（以三片為原則），預期一定會喝到酒的狀況請先跟醫師商討對策。

5. 有大餐的那天，其餘兩餐可以單純飲用蛋白補充劑＋水 500 毫升，餐跟餐之間若感飢餓可再多喝水或增加一匙蛋白補充劑。

6. 大餐後隔天請立即恢復至少一至二天的第一階段 Remove，直到隔日增加的體重下降至吃大餐當天早上的體重。

7. 可在大餐後空腹 16 小時以上感到微飢餓時再喝蛋白粉，脂肪的合成也需要時間，前二天最關鍵，碳水化合物的攝取也易造成水腫，故一至三天的排毒餐可避免囤積、增加代謝、消除水腫。

8. 進食順序：

　　①纖維類（葉菜類或菇類海藻類，順序為生食→發酵製品→熟食）→②蛋白質（先植物性再動物性）→③碳水化合物（儘量不要碰！挑未精製的抗性澱粉）近幾年來不管是營養保健書籍或新聞，都提到飲食順序跟胖瘦的關係，認為先進食蔬菜跟蛋白質食物，最後再進食碳水化合物，可以穩定血糖、增加飽足感以及避免脂肪囤積。那究竟其中的作用機轉為何呢？其實這跟身體的兩個會促進食慾跟脂肪囤積的賀爾蒙有關：一個是耳熟能詳的「胰島素（insulin）」，一個是顧名思義讓人感到餓的「飢餓素（Ghrelin）」。

　　最早在2010年，喜歡研究飲食的日本人做的對照研究中，發現在吃飯前先吃個蔬菜有助於穩定第二型糖尿病人的飯後半小時到兩小時的血糖，且使胰島素的效能提升。同一團隊在2013年，把研究的飲食順序改成：蔬菜（達500公克）→豆魚肉蛋類→澱粉（全穀根莖類），每種食物吃的時間需達5分鐘，同時監測改變進食順序，對於21位正常健康人及19位第二型糖尿病病人血糖變化情形。研究結果顯示，無論是健康人還是糖尿病病人，先吃蔬菜比先吃澱粉，對於血糖的波動、體重、血壓及血

脂肪都有明顯的改善。

之後美國的康乃爾大學威爾醫學院（Weill Cornell Medical College）從2015年開始發表關於進食順序的研究，對象為16位過重／肥胖、且正在接受糖尿病口服藥物（metformin）治療的病人，並隨機分派到以下三種不同的進食順序（飲食總量相同，30分鐘內完食）：

1. 先進食含醣類食物（carbohydrate-first meal, CF）：
   先吃麵包以及柳橙汁，休息10分鐘後再進食蛋白質（雞肉）以及蔬菜。

2. 最後進食含醣類食物（carbohydrate-last meal, CL）：
   先進食蛋白質以及蔬菜，休息10分鐘後再進食含醣類食物。

3. 三明治式（sandwich, S）：
   將所有食物混合後平均分成兩份，先吃完一半後休息10分鐘，再吃完另外一半。

2017年的《BMJ開放糖尿病研究與護理》（*BMJ Open Diabetes Research & Care*）期刊發表了研究的結果，發現「最後吃澱粉」的順序，比起「先吃澱粉」能降低餐後血糖、減少血糖波動、減少胰島素的分泌（也就是減少脂肪囤積的機會）跟提高「類升糖素類似胜肽」（glucagon-like peptide 1 ,GLP-1，可以增加飽足感，延緩胃排空的腸道賀爾蒙）。

至於飢餓素的研究，則在2018年的2月發表在血糖界的著名期刊《糖尿病照護》（*Diabetes care*），探討進食種類順序對於抑制飢餓素的影響（*Effect of Food Order on Ghrelin Suppression*）。

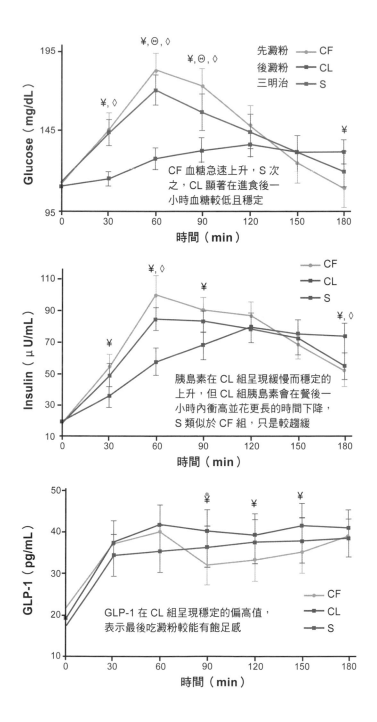

CF 血糖急速上升，S 次之，CL 顯著在進食後一小時血糖較低且穩定

胰島素在 CL 組呈現緩慢而穩定的上升，但 CL 組胰島素會在餐後一小時內衝高並花更長的時間下降，S 類似於 CF 組，只是較趨緩

GLP-1 在 CL 組呈現穩定的偏高值，表示最後吃澱粉較能有飽足感

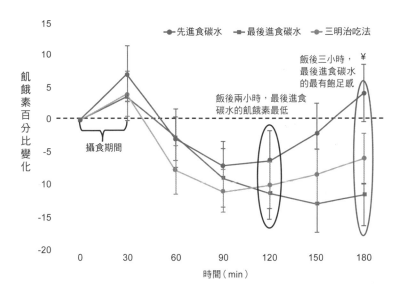

如上圖可發現，到了餐後180分鐘的時候，最後進食含醣類食物組（CL），飢餓素（ghrelin）仍然維持著被抑制的程度；而先進食含醣類食物組，飢餓素則反彈上升到餐前的數值。這證實了在飲食總量相同的情況下，營養素的進食順序不同，將會對體內飢餓素分泌有不同的影響。

感謝以上學者的努力，讓我們知道，同樣的食物，換個進食順序，可能帶來胖瘦不同的結果；掌握身體的賀爾蒙屬性，更能享「瘦」食物、降低脂肪形成的機會喔！！

最後如果真的無法避免高糖高油，某些機能性的食品也可考慮使用；例如在診所最常建議使用的外食救星組合，包含白腎豆、藤黃果、甲殼素、武靴葉這類機能性保健食品，都是較有實證可以減少澱粉吸收，幫助穩定餐後血糖跟抑制油脂吸收。另外像鼠尾草籽等吸水後會膨脹的水溶性纖維，也可以增加飽足感及延緩食物的消化跟吸收。另外有些雙歧桿菌或鼠李糖乳桿菌等機能乳桿菌可以幫助代謝油脂促進消化，雖不能拿來減脂，但在飲控期間若遇聚餐，可以用來降低傷害，保住之前努力的成果。

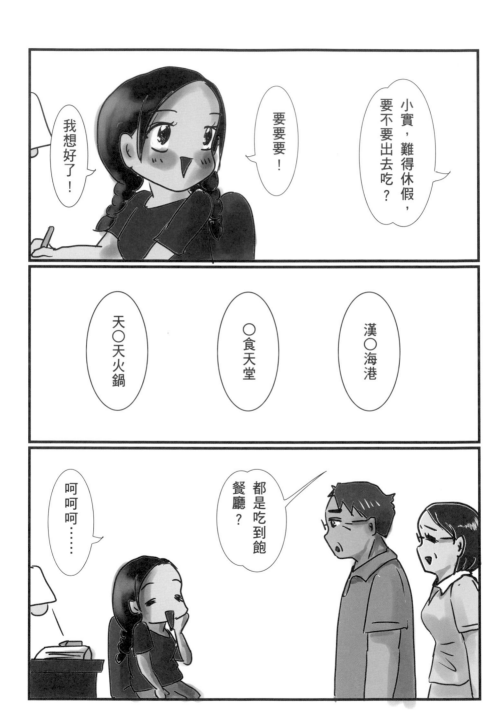

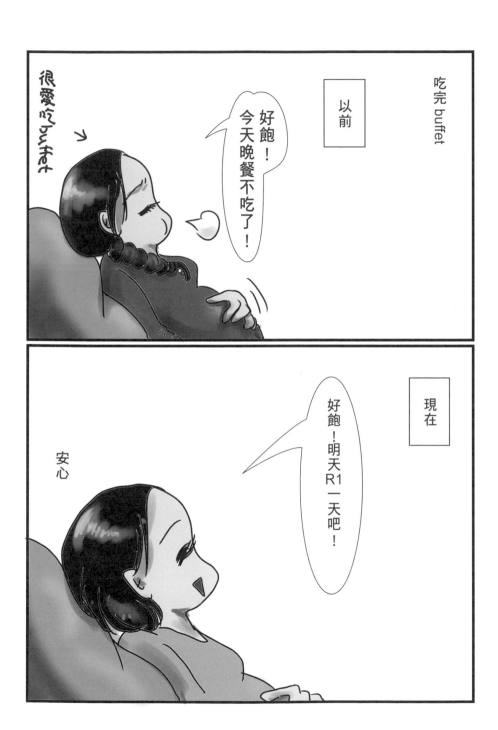

維持期 2R
——找出健康吃一輩子的節奏

　　我在門診遇到一個案，以前曾用極端少吃跟激烈運動的方式，在三個多月減少30幾公斤，後來卻復胖了40幾公斤，所以來求診。你一定會想說「天啊好不容易瘦了這麼多，怎麼會那麼輕易讓自己胖回去，應該中途就打住啊！」

　　相信我，那不是他可以控制的現象。他不是非常放縱的亂吃，而是即使只吃跟一般人一樣的東西，或稍微碰一點點致肥物，那個體重就會用意想不到的速度飆升，根本煞不住車。2016年《自然》（*Nature*）期刊的一篇研究，發現吃高脂肪飲食變胖的過程中因破壞了腸道菌相、再經過節食減肥的過程又讓菌相更加惡化，因此減肥後的老鼠在碰到高脂飲食後，脂肪迅速堆積的速度比沒有減肥、正常吃胖的老鼠還要快！

　　因此我常衛教，瘦的快慢不重要，重點是你的方式是讓菌相變得更差還是更好；而微菌影響復胖的機轉是什麼呢？

　　在2017年的一篇免疫學相關研究，設計一個餵高脂食物變胖→變瘦→再餵高脂食物加速變胖的的模型。發現在變胖的過程中，脂肪細胞會聚集非常多的免疫T細胞（CD4+、CD8+、調節T細胞），而其中CD4+T細胞所引發的發炎反應（Th1、Th17相關細胞激素），會召喚更多的巨噬細胞（Macrophage，主要是M1），這些現象讓身體因為脂肪而呈現持續發炎狀態。

　　出乎意料的，即使在體重恢復到跟對照組一樣正常時，這些發炎細胞依然存在，它們伺機而動，就像打了疫苗一樣，再次碰到抗原（高脂食物），就會立刻反應，召集所有免疫細胞聚集在脂肪中，產生更強烈的發

炎反應跟脂肪堆積現象，且這樣的肥胖記憶可以持續至少兩個月以上！

這樣的現象，推測跟高脂肪食物造成的壞菌上升，而引發身體的免疫有關，而脂肪的堆積，其實是種對抗壞菌的發炎後結果。研究發現，少了這些免疫細胞的老鼠，在餵食高脂肪食物後體重會下降然後死亡，因為缺乏了對抗的機制，所以細菌量超載。

那有沒有對抗壞菌又能降低復胖的方式呢？

有，就是你不是只有體重降下來，你必須要讓身體的發炎狀態降下來，這可以從內臟脂肪的確實減少、白血球的下降等等推測，而且低發炎飲食至少六個月以上，更重要的是要提升相關好菌的數量，來平衡免疫反應，避免身體為對付壞菌而讓發炎持續。

因此，對我而言維持期不是終點，而是起點，能不能真正得到易瘦體質的關鍵期才要開始。除了體脂率到達不易復胖的目標，在「維持期飲食」也要減少會引起發炎的食物接觸頻率，避免免疫造成的復胖現象。目前維持期飲食的定義，在於長達一年至兩年（也有研究說五年）都維持住減去原始體重的5%～10%以上的成果，另外一個定義是體重上升的幅度不超過原本減去體重的1/4（例如：原本減掉8公斤，只要回升2公斤內都算維持良好）。

不管是哪一種定義，讓身體習慣體脂率的新定點，都是成功維持的最終目標。前半年到一年是關鍵，很多人在達成之後就開始放鬆亂吃，殊不知維持期才是減脂這場戰鬥的序幕，若此時已鬆懈，很容易不知不覺在短時間內又回到原本的舊定點。許多花三個月變瘦的人可能在一、兩年內體重全部回來，回溯起來，發現很多人根本沒有維持住新的體脂率超過半年，剛建立的新腸道菌叢還沒開始穩定的繁衍下一代，就開始破壞，也難怪會慢慢打回原形，前功盡棄。建議把所有過去的舊衣舊褲全部扔掉，買合身的衣物，時時用衣服褲子的鬆緊，來提醒自己的體脂

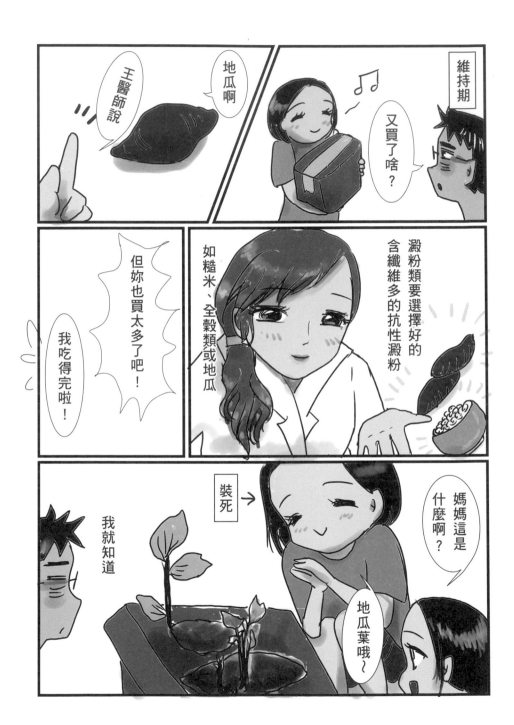

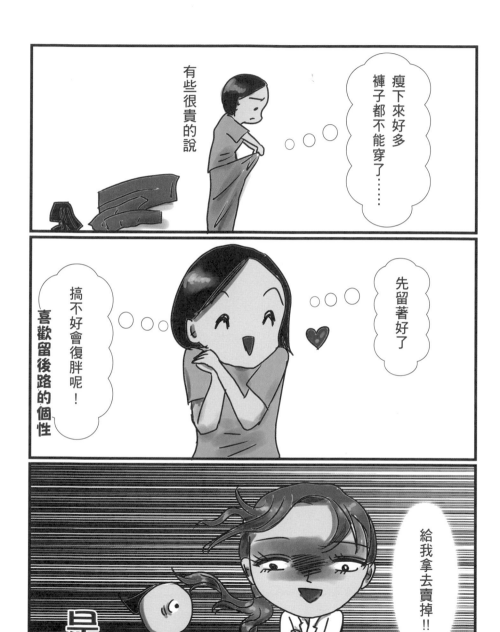

率是否有維持，用身型來看會比體重計的體重數字還更準喔！

　　目前的腸道菌研究發現要夠長時間的飲食改變（目前最長時間追蹤到兩年），才有可能長久改變腸相，但是要「多久的健康飲食」才能建立一個「益壽（易瘦）體質」的菌相仍未有定論，我目前正在進行的動物跟人體研究計畫，也是往維持期飲食跟建立腸道菌穩態的方向前進，希望未來有更多研究結果，可以讓我們為國人找出最適合的維持期飲食計畫。

R5 Remember 開始記憶新定點期

記憶新定點期（維持期）原則：

1. 持續養成喝 3000 毫升以上的純水、早睡早起，晚上 10 點以前休息，睡足 6 至 8 小時的好習慣，渴欲跟睡眠欲被滿足，可降低食欲。

2. 早餐或下午茶時間可維持喝蛋白營養素的習慣，穩定一整天的血糖，避免下午胰島素升高的低血糖引起的暴食現象。

3. 多食用水溶性纖維（海藻類和富含黏液的蔬菜）和不溶性纖維（粗纖維蔬菜、菇類），選擇高 N/C（Nutrition/Calorie）值、高營養價值、低熱量的原型食物食用，不要把身體當廢物回收桶喔！

4. 所有含糖製品、精製澱粉、油炸、加工製品、反式脂肪等會上癮及紊亂代謝的物質跟毒品一樣少碰為妙。甜點真的要吃的話建議放在早上吃，比較不會囤積。

5. 飲食訣竅及順序請參考外食聚餐技巧及放縱日原則。

6. 澱粉食物如精製米、麵包跟所有麵食製品易讓血糖升高，請參考進食順序並儘量在白天結束，應挑選好的含纖維多的抗性澱粉（如糙米或全穀類、地瓜），一天的量以女性一碗半，男性兩碗半為原則。

7. 晚餐不碰澱粉，選擇蛋白質跟蔬菜食用，越早結束越好，晚上 9 點後不進食。

8. 讓固體食物空腹期有 12 ～ 16 小時，但蛋白粉跟流質不在此限，若遇澱粉油脂多的大餐後可延長時間，但以不要超過 18 小時為準，避免蛋白質不夠造成的肌肉流失，大餐隔天請進行 R1 至少一天。

9. 請挑選優質的蛋白質食物，優劣順序為豆、蛋、海鮮、魚、肉、奶，加工越少越好，魚儘量選擇小型魚類避免重金屬疑慮，挑選瘦肉（白

肉優於紅肉），紅肉建議一週攝取不要超過一次為宜，環境賀爾蒙或毒素常溶於脂肪中，故所有高脂魚肉類都應儘量避免；奶類因富含乳糖，故不是每個人都適合，請跟醫師討論依個人適合的奶類選擇。

10. 水果請視為甜點，僅在有運動日時吃，以蘋果、芭樂、奇異果為主，高糖分的鳳梨、葡萄、西瓜、香蕉等請避免，果糖的代謝途徑不同，易形成脂肪肝，一天以一拳頭為限。

11. 體脂越低、肌肉越多、保有運動習慣的人越不易復胖，每週至少二次無氧，做一休二，三次有氧，每次 30 ～ 60 分鐘，搭配拉筋跟按摩。

12. 研究指出復胖率跟定期追蹤與否呈強烈相關，故請養成定期回診的好習慣，剛達標時請兩週回診一次，前半年回診頻率請勿超過三週，半年到一年可一個月一次，一年後至少三個月一次，越頻繁回診越能維持不易胖體質。

13. 視個人情況調整營養劑的服用，有些可終生服用維持身體機能，不易復胖。體重體脂達標後若只是維持著目前的身體組成，當然就不用特意補充，除非有特殊需求：例如預防骨鬆，需補充鈣鎂 D；預防掉髮、指甲健康，需補充鋅或鐵；預防貧血，需補充鐵劑和葉酸；若多吃甜食跟酒，會消耗大量 B 群、精神不濟，需補充 B 群。食物營養素的缺乏已是全球普遍問題，只要在合理範圍內都可長期補充，避免營養素的不足。

　　除了營養劑，很多人會問達到目標體重體脂之後，蛋白粉補充劑是否仍然要繼續食用呢？其實當你的體脂肪夠低之後，吃什麼都代謝得比較快，蛋白粉是補充蛋白質的快速好來源，即使不是為了體重管理，也可以拿來當早餐或點心，對於飲食不正常或是吃不下夠多蛋白質的人而言是很方便的選擇。

　　其實胃縮小跟良好的飲食習慣養成後，也比較不擔心復胖的問題。我建議最不易復胖的體脂率：女性小於22%（勿低於11%），男性小於

16%（勿低於5%），但體脂率依個人年齡、性別、生理狀況有不同的「最佳值」，請以個人維持身體正常機能運作為底線，促進健康為宗旨，勿矯枉過正追求數字；每個人的標準不一樣，不需要比較，以個人最感身心靈輕鬆愉快的狀態為準喔！

R6 Reset 重設完成，變身吃不胖體質

　　經過半年到一年小心守住得來不易的體脂率後，新的定點就會比較穩定，我一直強調減少體重（這裡的重量包括所有非脂肪及脂肪）不難，所有能提升基礎代謝、降低攝取熱量、增加能量消耗的方式都能辦到，只是依巨量營養素的分配不同，身體組成的改變就會有所不同。最難的其實是維持，而且「體重」的維持不難，「體脂率」的維持最是困難。在〈第三章 腸道菌相的好壞決定了維持難易〉有提到維持期飲食的祕訣在於相對高蛋白質比例（大於20%）加上高纖維（每千卡大於20%）的飲食法，不用去算卡路里，可避免復胖太多公斤數，而這樣的維持期飲食原則，已在民國108及109年的科技部研究計畫進行中，希望未來一、兩年的追蹤研究能夠提供我們更多維持期跟腸道菌相關的線索。

　　另外前面第三章也有提到，蛋白質的量對於腸道菌組成有很大的影響，即使是高脂肪飲食下（45%），蛋白質跟碳水化合物的比例越高（P/C），對身體的影響越好；乳清分離蛋白40%比起20%跟30%，最能改善各項代謝數值，降低高脂飲食的傷害，而且可以增加較多的瘦肉組織跟避免最多量的脂肪上升，跟低脂飲食的結果相差不遠。因此建議在維持期也是把該吃的蛋白質吃夠（至少體重的1.2倍至1.5倍蛋白質克重），維持低脂高纖維多喝水的原則，並且在每次大餐後都有適當的應對策略（例如，回到R1幾天），便可以輕鬆維持一輩子吃不胖體質！

　　關於維持期遇到逢年過節及大餐後，請把握黃金48小時攔截脂肪五步驟：

　　人體內的脂肪90%都是以三酸甘油脂（或是脂化的型態）存在，分布在皮下、肝臟、肌肉，還有血管，月餅烤肉等高糖高油的食物會致使

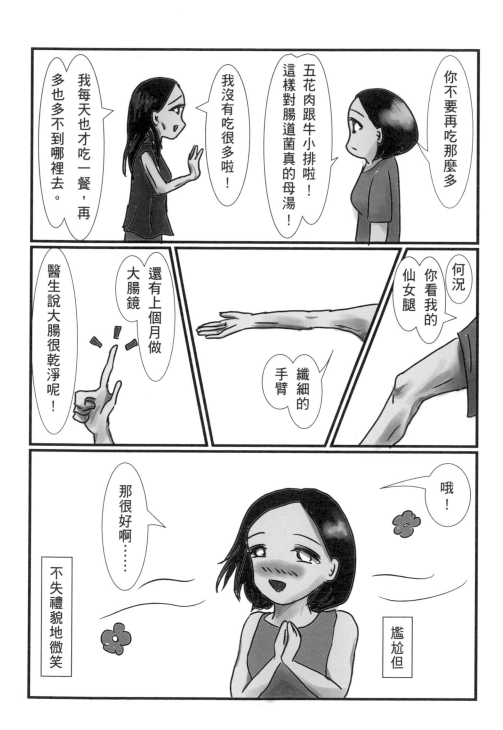

三酸甘油脂飆高，增加低密度膽固醇及身體各處脂肪囤積上升。吃到高糖高油高鹽（三高）食物完隔天，上升的體重通常都是「水腫」跟「食物重量」，從游離脂肪酸到存成脂肪有時需要一至二天，所以會不會「真的胖起來」的關鍵，就在接下來的這黃金48小時！

攔截脂肪五步驟：

1. 請勇敢站上體重計，面對這三天的業障。
2. 補充大量水分，促進代謝跟腸胃蠕動，儘量一天喝到 3000 毫升左右。
3. 補充長效 B 群，除幫助肝臟修復跟營養素代謝，也可把糖分跟酒精消耗的補回來。
4. 以低熱量高鉀高纖維食物跟足夠低脂蛋白質為主，除了幫忙排便、消水腫，更可以防止肌肉流失。
5. 走路上下班或增加運動量，做點伸展運動或核心也行，幫助多餘肝醣代謝。

只要在大餐後脂肪儲存前做到以上五步驟一至三天，直到體重回到節日前體重就大功告成了，千萬不要在大餐後就斷食，若讓血糖起伏太大，不但會加速胰島素分泌導致脂肪堆積，也會因蛋白質不夠而流失肌肉、代謝低下喔！

即使是在維持期，隨時都可以重新啟動「4＋2R代謝飲食法」的任一階段，也有人會將各階段飲食融入自己的日常生活，找出自己最適合「長久」執行也不覺得辛苦的飲食節奏；例如週一吃R1，週二到五可以依心情吃R2～R4，週六、週日中，可以有一天放鬆聚餐吃點違禁品，另一天則隨興，把握大原則，再視情況週一要來個R1～R2都可以。中間若遇出國或長時間出遊，只要隨時啟動R1～R2，都可以順利在短時間內拉回不易復胖的定點。

在我的臨床經驗中，也遇過執行到一半未達標就放棄的個案。如我之前提到的「定點理論」，在未達到夠標準的體脂率或是新的體脂率不夠穩定之前，如果立刻恢復過去的飲食，往往會一點一滴地回到最初身體最感習慣的體重跟體脂，但是只要再次努力啟動飲食法，都能有同樣的效果；想要重新開始永遠不嫌晚，重點不是瘦的速度快慢，而是一直持續朝向標準的體脂率目標邁進。畢竟肌肉跟脂肪本來就是會隨著年齡互為消長的組成，飲食可以努力減緩這樣的情況發生，甚至可以逆轉來達到年輕人般的身體組成，故一段時間的稍微休息是可以的，但一定要記得儘快回到正確增肌減脂飲食的軌道上。

最後想給所有維持期朋友誠心的建議，「低脂高纖高蛋白健康飲食是一輩子的事」。過去研究發現高脂飲食本身對腸道菌跟身體的傷害跟肥胖與否無關，也就是瘦子也無法倖免高脂食物對健康的危害。在長壽相關研究發現，低卡對於延長壽命的好處在肥胖老鼠身上仍然看得到，而較高的蛋白質／碳水比例不只是避免吃高脂食物的老鼠變胖，也使壽命增加，證明飲食熱量跟營養的攝取，重要性遠大於胖瘦本身。所以即使真的變成一個吃不胖的瘦子身體組成，也不要因此而暴飲暴食或大吃高脂高醣垃圾食物。

飲食對人體健康的影響和對腸道菌的影響一樣，都有「短期內可快速改變，長期積年累月趨於穩定」的特性，所以吃健康也是一天，不健康也是一天，健康飲食應該是一種對自己負責任的生活態度，期望所有讀者都能從根本改善自己的健康，藉著建立豐富健全的腸道菌生態系，來達到預防疾病、體態輕盈跟健康長壽的目標。

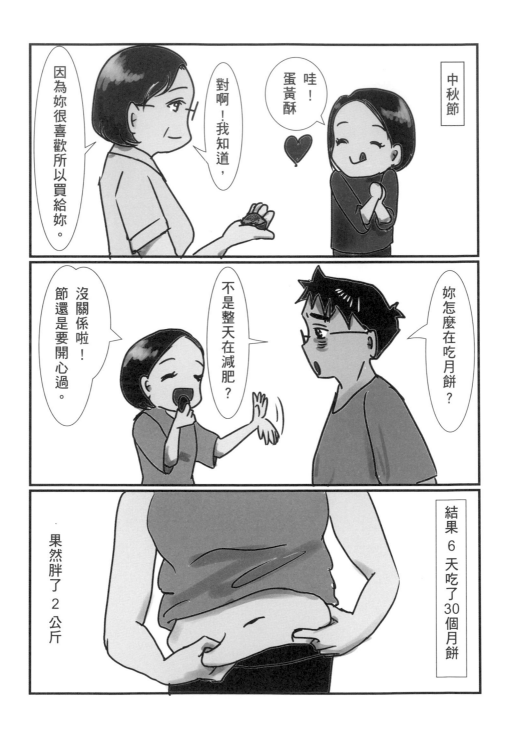

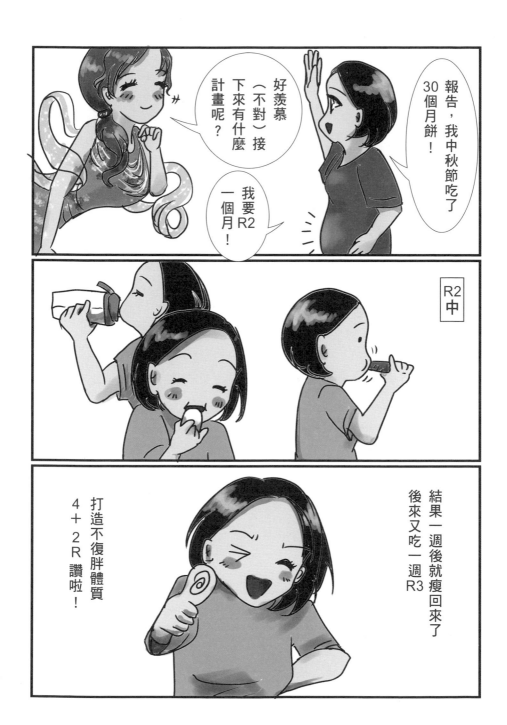

小寶醫師實行一個月 4+2R 身體組成變化：（2018 ／ 05-06）

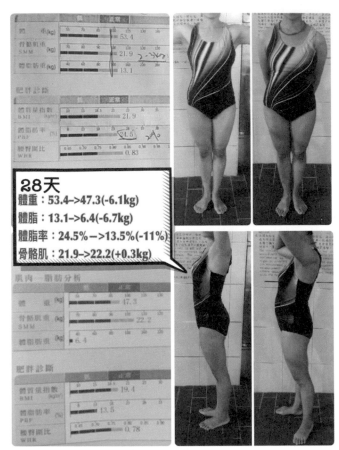

28天
體重：53.4->47.3(-6.1kg)
體脂：13.1->6.4(-6.7kg)
體脂率：24.5%—>13.5%(-11%)
骨骼肌：21.9->22.2(+0.3kg)

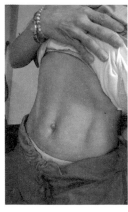
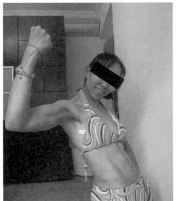
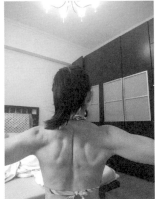

如何預測是否不易復胖？

〔你是復胖高風險嗎？〕

1. 長期極低熱量節食

2. 限制進食的時間

3. 吃菜吃到飽

4. 只算熱量不看營養

5. 極端巨量營養素（極低碳）

6. 會破壞腸道菌的飲食（高脂肪低纖維）

7. 激烈運動

8. 吃減肥藥（抑制食慾、增加排泄、短暫提升代謝）

9. 有食物上癮症

10. 減肥成為壓力來源之一

再來就是你的菌相有無在減重的過程中被破壞？

「減肥導致腸道菌相破壞小測驗」

1. 已有反覆減肥的經驗

2. 體脂率一次比一次高

3. 減肥後變得很容易脹氣跟便祕

4. 減肥後抵抗力變差

5. 稍微一吃回澱粉或油體重體脂就上升快速

6. 減肥後對高糖高油的食物更加無法抗拒

7. 變得比以前愛吃，而且會控制不住的暴食

8. 吃一樣的東西體重反彈的速度比以前快

9. 減肥後脾氣變得暴躁憂鬱

10. 減肥後精神變得比以前差

11. 常經歷暴食－節食－暴食的循環

以上的檢測你中了幾項呢？

在很多廣告或減重相關社團常看到很多人分享：

「我xx天瘦了xx kg，超快！」

「xx天就可以讓妳速瘦xx kg！」

老實說，我在門診從來不care體重幾公斤／天，我真正在乎的，是你掉的每0.1公斤，是不是純脂肪，因為脂肪的代謝生理學就是一天0.1～0.3公斤左右。也就是說，正常情況下，無論你多瘋狂的少吃多動，正常速度就是一週0.7～2.1公斤，但！是！水分跟肌肉的流失可能一天就超過0.5～1公斤！不用說臥床十天不運動，體內的肌肉就會少1公斤，蛋白質吃不夠，不足以維持肌肉的正氮平衡也會掉，生病感冒壓力大熬夜更是狂掉！

其實比起體重下降數字，你更應該重視的是脂肪重下降所占比例，還有掉了多少不該瘦的肌肉。瘦掉肌肉跟水分，基本上是不太需要努力甚至是一不小心就會太多的事，但是肌肉的下降，卻會造成代謝的下降跟一次比一次更胖的溜溜球現象。

研究發現低熱量飲食造成的肌肉下降至少是下降體重的25%，也就是減了12公斤的人，大概至少3公斤都是肌肉，但若復胖的話長回來的通常都會是脂肪。

我本人的慘痛經驗，就是在年少輕狂不懂事的時候，用極低熱量加上空腹狂運動，花了11天就減了六公斤（54公斤→48公斤），現在回頭看看身體組成分析，有2公斤都是肌肉，而且後來成為老年醫學專科，才發現我本來就有肌少症的基因，根本0.1公斤的肌肉都該「惜肉如金」，但我卻無知的讓它白白流失掉，而這2公斤對於肌少症的我來說，要長回

來非常非常非常困難……當然復胖回54公斤的時候，全部都是脂肪，體脂率也比第一次更高。而且在那一次的減肥經驗，我發現自己的頭髮狂掉、月經不準，而且一碰澱粉，體重體脂就很容易飆升。

這也就是為何我的體重管理門診，會把肌肉跟腸道好菌的保留當作最高指導原則！我從來沒去在意學員下降的體重數字跟速度，而被我衛教過的學員們，回診時也變成只會在意「肌肉有沒有流失」、「純脂肪減的公斤數」。

教大家最簡單的評估方式，假設60kg減到45kg（-15kg），體脂率從30％到25％，那純脂肪重從60×0.3=18kg到45×0.25=11.5，18-11.5=6.5kg……大家發現了嗎？15-6.5=8.5kg，有8.5kg是肌肉加水分！！表示至少有3.5～4kg都是肌肉，除非水腫嚴重，不然肌肉的流失一定比4kg更多～

分享給大家幾個門診case，可以發現脂肪重下降數字常常比體重下降數字還要多，或是體重下降數字大多是純脂肪（80％以上），甚至增肌後體重下降1～2kg，但脂肪率可以下降5～7％，這樣的組成改變，才是不易復胖的基礎。另外他們也發現，就算偶爾在減脂中遇到大餐或高糖高油，體重的變化也越來越穩定，不會隨便飆升，稍一飲食清淡就可以降下來，這也是未來不易復胖的表現。

共勉之，希望大家把健康的身體組成跟不復胖當作最終目標，而不是眼前短視近利的減掉多少公斤，一個可以吃一輩子的飲食才是唯一解方，任何一種告訴你「不吃就沒效」的產品或「不適合吃一輩子的飲食」，都存在非常大的復胖風險。

今天測量inbody，分享一下這一個月inbody的變化喔~

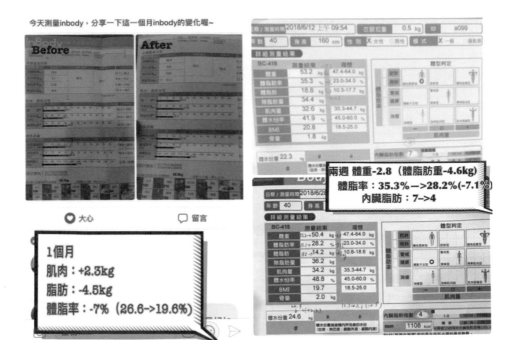

Before **After**

❤ 大心　　💬 留言

1個月
肌肉：+2.3kg
脂肪：-4.5kg
體脂率：-7%（26.6->19.6%）

兩週 體重-2.8（體脂肪重-4.6kg）
體脂率：35.3%-->28.2%(-7.1%)
內臟脂肪：7->4

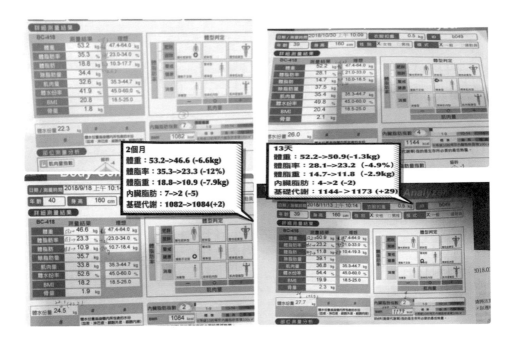

2個月
體重：53.2->46.6 (-6.6kg)
體脂率：35.3->23.3 (-12%)
體脂重：18.8->10.9 (-7.9kg)
內臟脂肪：7->2 (-5)
基礎代謝：1082->1084(+2)

13天
體重：52.2->50.9(-1.3kg)
體脂率：28.1->23.2 (-4.9%)
體脂率：14.7->11.8 (-2.9kg)
內臟脂肪：4->2 (-2)
基礎代謝：1144->1173 (+29)

第六章

微菌治療肥胖的未來

——菌相分析精準化營養介入

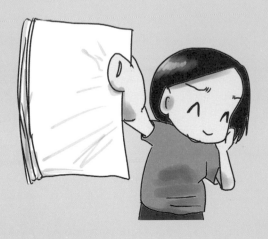

腸道菌研究半世紀進化里程碑

在過去一百年以來的微生物研究，人類著重在研發藥物來「殺死」我們身上的微生物，將之一律視為「病原體」。隨著抗微生物製劑跟藥物越來越多，人們發現新興的疾病卻不減反增，感染性疾病下降了，但自體免疫跟代謝疾病跟癌症卻越來越多。我們延長了臥床的時間跟年紀，卻沒有延長「健康餘命」，人們沒有隨著醫療科技的進步而讓健康更勝以往。

人們開始回頭看看過去錯過了什麼。隨著1958年，一項使用糞便灌腸成功治療抗生素造成的偽膜性結腸炎研究，讓人類察覺我們身上正悄悄進行的生態浩劫，這些隨著糞便移植一起重回腸道的微生物們暗示了微生物生態系跟人類健康的關係。接下來的這六十年，人類的研究轉向如何「求助」微生物們，來拯救人類的問題跟疾病，微生物開始由黑轉白成為「救星」，為人類抗生素的濫用、飲食不當跟環境破壞造成的菌相失衡尋找解方。

從2006年出現大量研究，強調了飲食對腸道菌群和人類宿主代謝及健康的關鍵影響，以及我們如何利用這些相互作用的知識來開發營養為導向的治療方法。2007年研究腸道菌功能的代謝體學、蛋白質體學跟轉錄技術蓬勃發展，讓我們更瞭解它們的功能；全世界最大的醫學研究重鎮美國國家衛生研究院（NIH）於同年發起研究「人類微菌計畫」（Human Microbiome Project, HMP），希望引領全球人類的微菌研究。

2010年開始近十年是基因分析技術大躍進的時代，電腦軟體跟生物科技的進步讓我們能夠對於大量微生物組的基因數據定量定序跟分析，次世代定序技術（NGS, Next Generation Sequencing）、DNA層級的Metagenomics（宏觀基因體學或環境微生物菌相分析）與RNA級的

Metatranscriptomics（還可以看環境中的RNA病毒）都讓我們更深入研究更微觀的生態系。

2012年腸腦軸研究，將腸道菌與飲食和精神疾病串聯起來，食物的微巨量營養素跟憂鬱躁鬱甚至是失智症都有緊密連結。

2013年到2019年是免疫學及腫瘤治療跟腸道菌相關研究爆炸期，腸道菌及其代謝產物「短鏈脂肪酸」（microbiota-derived short-chain fatty acids）參與了免疫T細胞的作用和分化，所有自體免疫相關疾病包括第一型糖尿病（2018, *Nature*）、重症肌無力（2018, *Scientific Reports*）等等過去不明原因的抗體攻擊自身的疾病，也都發現不同於健康人的菌相失衡；而同一時段癌症治療的效果差異也被發現跟腸道菌有密切關聯，同時帶給我們自體免疫疾病跟癌症治療的新契機。

2018年至2019年這兩年，我們從胎兒時期開始探究腸道菌最初形成的因素，注意到了細菌以外真菌跟病毒未知但關鍵的角色，我們擴及其他器官，除了大腸跟腦，其他如皮膚、心臟、腎臟、肝臟胰臟、小腸的疾病都跟微菌及其代謝產物有相關。非侵入性腸道微生物組數據分析開始被用作開發量身定制的診斷和監測腸道相關狀況的工具，讓我們更加瞭解腸道微生物在飲食及運動、藥物干預後的判讀。

回顧過去十年，感謝科學之神讓人類跟我們身上最親密的微生物們化敵為友，賜給我們更進步的研究工具跟新觀點，2020年開始，我很確定，人類在接下來的一百年，都會朝向以「腸道微生物為導向」的精準化醫療，搭配個人化的腸道基因分析，來預測、診斷及治療疾病，我稱之為「反璞歸真」的階段；人類本來就跟一草一木一樣是地球有機體的一部分，跟身上的微生物共存共榮方能永續經營，知己知彼也才能在變幻莫測的地球生態環境中百戰百勝，健康的生存下去。

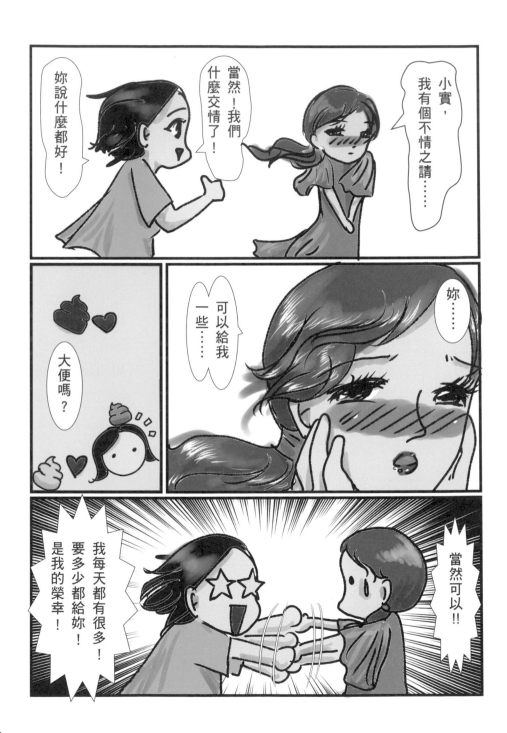

腸道菌基因檢測運用在治療及預防疾病

　　這幾年十分流行平價基因檢測，從美國、中國或日韓都有五千元有找的基因檢測產品出現，但是這類針對人類的遺傳物質DNA，來看個人單一核苷酸多型性（single nucleotide polymorphism, SNP）跟疾病的關係，其實是以「人類的基因」為觀察對象；但事實上，人類身上存在的總體基因數量有過半都是微生物的基因（目前研究是1：1～1：10）。我常比喻人類的基因是「與生俱來，困難改變」，但腸道菌的基因是「先天＋後天基因，可以經營養跟飲食、環境改變」，所以身為臨床醫師，比起人類的基因，我更有興趣的是與我們共存的微生物的基因。畢竟做任何檢查的前提，在於針對檢查結果有良好的對策；先天基因無法改變，但後天基因是我們可以積極改變的，也印證了家醫科的「85％的疾病都是源自於生活習慣」的說法。

　　在門診常有人問道：「醫師，我都有固定做健檢跟大腸鏡，這樣還要做腸道菌相檢測嗎？」其實就算是所謂的高級自費健檢，個人先天的基因跟抽血的癌症標記數值，都並不能代表個人真正的疾病風險。

　　腸道菌組成（簡稱菌相）的分析在過去是非常複雜的工作，但隨著檢測技術的進步，現在透過次世代基因定序（next-generation sequencing, NGS）已能夠快速地進行檢測，差不多兩週左右就能得到分析報告。有相關專業背景跟經驗的醫師，可以從菌相組成的分析報告，給予營養跟飲食上的建議。現行的研究幾乎都是歐美國家的數據，但因為腸道菌非常容易受到一個地域環境跟飲食習慣的影響，所以台灣目前有多個生技檢測公司在積極收集健康民眾的糞便，建立所謂「台灣人自己的菌相資料庫」，未來才能以此為基準，瞭解各項常見疾病風險之於腸道菌相的關係。

目前常見的報告內容包括菌相組成特徵分析，包括腸型、腸道菌相的物種多樣性、依實證研究為基礎的疾病風險分析，但值得注意的是，飲食營養─菌相變化─疾病（肥胖症、代謝症候群、心血管疾病、癌症）這條軸線雖有確定的相關性，但其詳細的機轉跟配對仍未有標準作法，造成相關醫師在判斷上呈現西醫「頭痛醫頭，腳痛醫腳」的舊習，光只補充報告呈現缺乏的好菌，卻未搭配飲食跟生活習慣的調整，有點像用藥物治療抽血報告的數值，卻未針對造成異常的原因去治療是同樣的意思。我希望未來能夠結合家醫科的詳細病史詢問特色跟臨床治療經驗，研究出更加專一且特異性高的飲食營養建議，才能真正將菌相分析用於個人精準醫療的精神，發揮到極致。

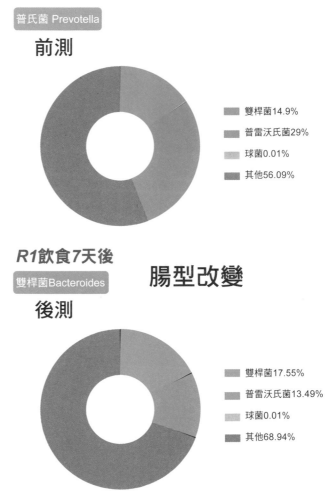

普氏菌 Prevotella

前測

雙桿菌14.9%

普雷沃氏菌29%

球菌0.01%

其他56.09%

R1飲食7天後

雙桿菌Bacteroides

腸型改變

後測

雙桿菌17.55%

普雷沃氏菌13.49%

球菌0.01%

其他68.94%

腸道菌相分析搭配飲食在疾病風險的運用

一位 46 歲男性在吃 R1 飲食七天後腸型改變，從以碳水化合物為主的腸型變成以蛋白質為主的腸型。從普氏菌為優勢變成擬桿菌為優勢。

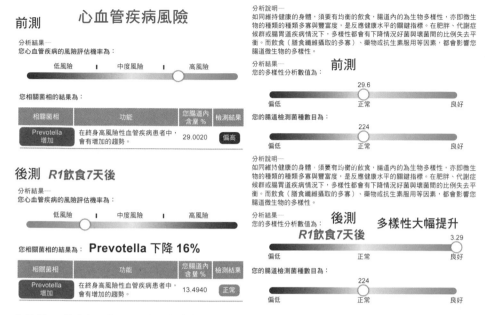

在執行 R1 飲食七天之後，跟心血管疾病有關的普雷沃氏菌（Prevotella）下降，腸道微菌多樣性提升，顯示七天的特殊營養介入可以改變跟疾病風險相關的菌。

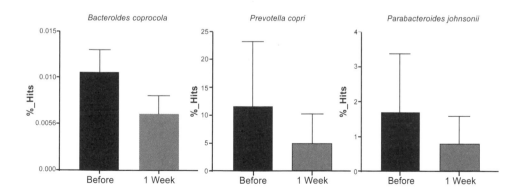

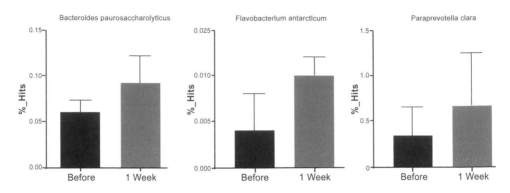

在執行 R1 飲食七天後，可以更細的去看前後改變的菌種是哪幾隻、菌種消長的情況，藉此找出多樣性改變的關鍵菌種。

腸道菌相分析在營養醫學的運用

王姿允醫師實測

對照組：R1 7 天

檢測菌種	相對比例	菌種數量	結果
Bifidobacterium spp.	0.973%	7.49-8.49 logCFU/g faeces	偏低　　正常　　良好
Bifidobacterium blidum	0.04%	6.11-7.11 logCFU/g faeces	偏低　　正常　　良好

比菲德氏菌（雙歧桿菌）從 0.973%->1.997%

實驗組：R1 7 天 +L- 阿拉伯糖一天 6 克

檢測菌種	相對比例	菌種數量	結果
Bifidobacterium spp.	0.997%	7.81-8.81 logCFU/g faeces	偏低　　正常　　良好
Bifidobacterium blidum	0.136%	6.64-7.64 logCFU/g faeces	偏低　　正常　　良好

以 L- 阿拉伯糖為益生元介入七天後，觀察雙歧桿菌（比菲德氏菌）增加的情形，使原本偏少的益菌上升至正常值，顯示可增加特定益菌。

益生元（prebiotics）、益生菌（probiotics）跟後生元（postbiotics）的三角關係

● 益生菌（Probiotics）

　　益生菌的商品化已經行之有年，從最早的乳酸桿菌屬（Lactobacillus）在1901年由馬丁努斯・貝那林克（Martinus w. Beijerinck）記述一群具有發酵能力、兼性厭氧、不會產生孢子的革蘭氏陽性桿菌（Skerman VBD et al., 1980），截至2020年3月止，共有261個不同菌種被正式發表，目前已有19種乳酸菌被運用在益生菌補充產品，後來加入了雙歧桿菌（Bifidobacterium）跟嗜熱鏈球菌。次世代益生菌（Next-generation probiotics）例如第三章提過的普氏菌（Faecalibacterium prausnitzii）或是阿肯曼氏菌（Akkermansia muciniphila）跟一些梭菌（Clostridia spp.）因其對身體的好處而倍受矚目。但目前的研究顯示，益生菌補允劑對身體無法造成長時間的影響，都只能短暫發揮功能就離開腸道，更無法改變菌相組成。

　　所以我在門診常跟病人衛教，還是要靠長久的健康飲食，才能養出自己農場的好菌，也才能長久改變菌相結構，益生菌在我門診的角色只是比藥物更天然無害的輔助治療，飲食的改變才是主體，切勿誇大益生菌的療效。

● 益生元（preobiotics）

　　既然益生菌只能給予短暫的影響，於是人們開始專注於養出腸道好菌的「飼料」，例如之前寫到的非澱粉多醣、木質素、抗性澱粉和不易消化的低聚醣，這些我們統稱為「腸道菌可利用碳水化合物」（microbiota-accessible carbohydrates, MACs）」，這些不會被小腸吸收而有機會到大腸給予微生物發酵而增加了代謝產物跟菌相的豐富度，研究發現給予益生元可改善腸道屏障功能及代謝異常。目前的隨機對照研究已證實用富含果寡糖（oligofructose）的菊苣纖維（inulin）改變了過重跟肥胖兒童和成年女性的腸道菌群組成，並降低體重、脂肪細胞和發炎相關激素。

　　另一個新興的益生元就是L-阿拉伯糖（L-arabinose），雖然是單糖，卻擁有果寡糖特性的五碳糖，此糖最早研製技術來自日本，近年有普及化的趨勢，由於此糖可以跟蔗糖酶結合，減少小腸對蔗糖的吸收（研究發現在蔗糖飲料中加入4%的L-阿拉伯糖可降低餐後葡萄糖），而被商品化為相對健康的糖源。但後來發現添加了L-阿拉伯糖的混合飲食（含澱粉）並無法改變健康受試者的血糖或胰島素反應，因此這個糖對於血糖的影響僅限於降低含蔗糖飲料後的血糖上升，在不改變飲食的情況下「無法降體重」。但對我來說，這個糖的價值並不是在減肥，而是它是除了菊苣纖維外另一個可以養出雙歧桿菌的益生元（雙歧桿菌很挑嘴，其他的纖維它不太吃XD）。流行病學的調查研究指出，食用異黃酮（daidzein）後能代謝產生酚類（equol）者，罹患乳癌、攝護腺癌的比例較低，而研究發現加入L-阿拉伯糖組有更好的大豆異黃酮吸收率，原因跟增加異黃酮合成抗氧化物質酚類的相關雙歧桿菌增加有關。故現今的商品常會結合益生菌的菌株跟益生元，稱為合生元（synbiotics），讓效

果加乘，這也就是為何後來我在門診使用的益生菌，會加入L-阿拉伯糖作為輔助。

● 後生元（postbiotics）

如果益生菌效果不佳，給了益生元也養不起來你腸道的好菌怎麼辦呢？阿肯曼氏菌的研究讓專家注意到，一個經過高溫滅菌後特別的細胞膜蛋白質成分（amuc_1100）對健康有助益，發現真正發揮功能的可能是這些腸道菌發酵的代謝產物跟胺基酸，菌體加上代謝產物的統稱就是「後生元」。後生元不但可以製造更有利益菌生長的環境，也可以幫助抵制致病菌的生長，日本研究發現，後生元甚至比活菌更能增進免疫調節功能，因其在高溫或是強酸強鹼下仍能保持生理活性。故對於益生菌或是益生元耐受不佳、效果不好的人，我會建議加入後生元（例如我在門診用的益允胺®），直接給予代謝產物改進欲調解的功能。

附録

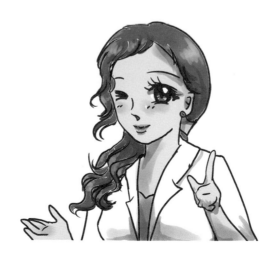

臨床見證跟經驗分享：真實人生的4＋2R之路

（以下心得皆學員自動分享，經本人告知同意收錄於書中）

「郭小姐，36 歲，忙碌職業雙寶媽」

大概從九月開始吧，所有人看到我的第一句話都是「你怎麼瘦這麼多！？」

不是帶孩子累的，是我認真在減肥，真的有興趣的人，請去王醫師所在診所或是先去看《王姿允醫師，我的無齡秘笈》。來分享一下心得：

簡單來說就是蛋白質減肥法，再加上吃對食物，讓腸道菌相養成吃不胖體質，讓身體組成往年輕的方向發展。說真的，這飲食法真的很簡單，不用刻意煮東西，沒辦法煮的時候外面都買得到，很適合我！再來，這段期間我也不是完全禁吃人間食物，很多聚餐我也還是都有吃，但幾乎都是有計畫的吃，大吃完再回來吃4＋2R。

我幾乎沒有運動，因為真的沒空運動！我有認真運動的時間大概只有不到一個月吧，都是早上兒子在睡覺的時間運動。但後來他睡不太好，加上有事開始忙，就沒運動了，但是體脂率還是一直下降喔～

不過有運動的話效果會更快，而且身體線條應該也會比較緊實，所以之後如果可以的話我就會開始運動了。

缺點如果真要說的話，應該是「喝水好累」。我每天每天每天都喝一大堆一大堆一大堆的水，然後一直一直一直上廁所，說真的有點困擾，因為在外面也要一直找廁所，但是也因為這樣，脂肪代謝的速度也比較快。然後因為喝很多水，皮膚也比較好了❤。

真正對的觀念其實就只是「控制飲食」，加上良好生活習慣。如果想要大吃還可以減肥，那一定是打了針或吃了藥！

注：郭小姐在6個月內減去15kg的純脂肪重量，體脂率從37.4％變成21.9％，內臟脂肪從8到2

維持一年後的分享：

之前在減脂的時候我沒有在管時間的，不過但我本來就不習慣太晚

吃東西就是了。而且，運動大概只占了5％，比外面說的飲食七成運動三成還要少很多，但我也是掉脂肪不掉肌肉，現在距離從王醫師那邊畢業也快一年了（我的天，好快！），這中間我也不是真的一直這麼嚴格的在飲食控制（拿坡里炸雞也是有在吃的、音樂會的便當也是都吃光的、壽司也吃了好幾次、吃到飽也是沒在客氣的），但是大吃之後都可以很快瘦回來，真的很好維持！

「黃小姐，38 歲，女性醫療工作者」

話說三四個月前，因為我家空間擁擠，所以我開始陸續清理一些穿不下的、且已經不再怦然心動的衣服和物件。然後意料之外的，三月底我就開始減重了。

從66開始……好吉利的數字，到今天早上體重已經正式進入5字頭。來感謝一下兩位對我影響很大的朋友，同學身為三寶媽又有自己的事業，都能那麼有毅力，我實在不應該再有藉口。一位是學妹王姿允醫師，她對自己的專業非常的有想法，要開始之前她特地錄音給我，說明如何使用她的方法，光是聽她的聲音，我都覺得，好好聽她的話我一定會成功的XD。

不過我並沒有照表完全操課，因為一個好的方法還是要配合自己的作息，所以我根據自己的生活做了一些調整。

重點是我完全不覺得減重很痛苦。而且我都沒運動XD。（咦？這樣對嗎？）

我的策略是先把體重降低到一定的程度，體脂跟骨骼肌比率維持不變，同時減低胃容量；本來真的超能塞的，現在即使暴衝亂吃，容量也有限了。如果真的要吃NG食物，一定要吃非常非常好吃的東西，幾口就能治癒心靈XD，等到達目標體重，再開始做肌肉的訓練而非全身燃脂的運動。

本來我的目標是回到生老二之前的體重，現在感覺很輕鬆的我可以繼續努力，直到回到生老大之前了。

「65 歲男性，半退休，有高血壓的問題」

因為個人很愛吃的關係，從婚後就一直發福到最胖88公斤（174cm），因為挑戰不同的飲食方式，也試過不少減肥產品或直銷代餐，但總是在短時間瘦下去後不到半年又更快復胖，而且體脂率越來越高，血壓也一直控制不佳。

剛開始對4＋2R飲食法也是半信半疑，不過認真實施一個月後體重居然少了9kg（81→72kg），內臟脂肪少了5，重點是維持兩年多都沒有復胖！！而且也學會怎麼挑食物吃、大餐後怎麼快速回復體重，也養成會把蛋白質吃夠的習慣，高血壓的藥也完全沒有吃了。現在我已習慣把MNT®蛋白粉當作每天的早餐，也都會刻意攝取足夠的蛋白質，即使偶爾聚餐，上升的體重也能在短時間又降下來，這真的是我試過最有效且容易維持的飲食法了！

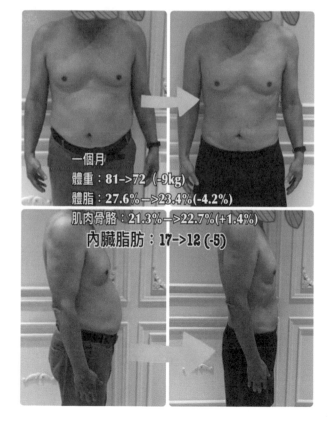

一個月
體重：81->72 (-9kg)
體脂：27.6%-->23.4%(-4.2%)
肌肉骨骼：21.3%-->22.7%(+1.4%)
內臟脂肪：17->12 (-5)

「在教學醫院值大小夜班護理師，24 歲，女性」

　　我是一個愛吃的人，讀書時期認識了男友，兩個人總會吃消夜、吃很多美食，久而久之就變成人家說的「幸福肥」，從原本57公斤在短短的三年內體重飆升近90公斤。剛開始的我總覺得無所謂，自認為年輕不會增加太多，直到衣服越買越大件、出現自卑，也越來越不敢站上體重計，將近兩到三年沒跟體重計say hi，久而久之就變成習慣。大學畢業開始上班為了多賺一些錢，生活大多日夜顛倒，因為工作忙碌沒時間吃飯，對我們而言已是家常便飯，就算有時間吃飯也是下班後半夜一、兩點。

　　一開始不是我接觸姿允醫師，而是我的同事先去諮詢。剛開始跟她一起上班看不出差異，漸漸地發覺她變得不一樣，之後看見她瘦身成功後，同事一個接著一個去。諮詢姿允醫師的同事們總說我該去試試看，2019年的我還在猶豫，直到2020年年初因肥胖身體出了狀況，胖到聚餐時連很久沒見面的朋友都認不出來，二月就下定決心去嘗試看看。一開始喝蛋白粉一個禮拜還看不出差異，但是相信醫師開出來的菜單，漸漸的從一個87公斤的小胖子到66公斤，才111天而已，改變到學妹都說，天啊，學姊瘦好多喔。上次看到之前大家拍的合照跟現在比差好多，我們家的老媽子都說，原本的雙下巴、嘴邊肉都不見了，還一直說現在瘦了，可以穿緊身褲。翻翻之前舊照片才發覺，我真的瘦了，真的開始變回原本的自己，真的很謝謝姿允醫師。

「林小姐，33 歲，女性，醫療工作者」

　　多年備孕未果，閒著剛好遇到王醫師，就決定換個心情再來進入人工生殖療程。經過三個月，R1～R3瘦了13公斤之後，做了IUI（人工授精），一次成功。在排卵針效應過後消水腫又瘦了一公斤，懷孕12週多，已經呈現一個亂吃的狀態（孕吐、脹氣、胃口差），雖然因為沒運動所以肉都鬆開了，但是體重跟做IUI的時候一樣，印證了瘦子比較不容易復胖的理論。

　　滿謝謝這個方法的，瘦下來也讓IUI更容易成功，整個體型變好看，也比較不怕懷孕過程的變胖，生產完後雖然還有6公斤在身上，但是很多人都說看起來跟懷孕前差不多；希望可以儘快瘦回懷孕期的體重。

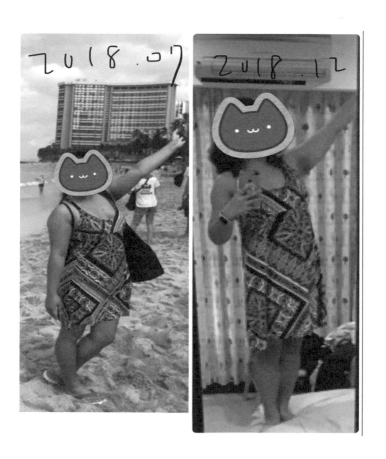

「曾小姐，38 歲，減脂跟維持心得」

有一段很長的時間，拚命運動每天計算卡路里，每天吃不到一千卡，但就是瘦不下來，因為餓過頭會報復性大吃。我用王醫師方法花了六個月達成我的目標。我同學還笑我，都不運動靠飲食，最多減兩成。一開始我是78.9kg，目前維持52～53kg之間。我覺得很多人不知道什麼是減醣，以為不要吃白飯白麵白糖就算是，其實除了水果，有許多蔬菜也是高碳水，不是都不能吃，但是你知道要減量。市面上很多的減醣便當我看都是不合格，一些號稱健身教練的減脂減重營養課程，就更是大驚奇了。這也是為什麼我喜歡吃餐廳buffet或是火鍋，選對食物吃，然後儘量吃原型少加工的。順序更是重要，一般的餐廳不容易自己更換進食順序，但為了維持血糖穩定可以放心吃甜點不變胖，怎麼選擇非常重要，也是不易胖體質、又不會復胖的關鍵。

不易胖體質是我在先生身上察覺到的，明明每天吃的比我多，為何不會胖？

我的食量特大，所以計算卡路里的減重方式不適合我。絕不能餓肚子減重，因為我會發脾氣不利於工作，只好訓練自己改變成不易胖體質。

我很胖的時候，接近80kg，真的眼睜睜看著空姐的自助餐，早餐只吃三顆葡萄一些番茄跟兩片芭樂。當你的身體還很年輕的時候，可能減少熱量的攝取可以讓你維持體重，但是年紀漸漸大了之後，恐怕就不是這樣了。我並沒有每天都亂亂吃，維持期原則上週間都是低脂減醣高蛋白的飲食，週六日則是從早吃到晚的隨你吃放縱日，一週一到兩次火鍋吃到飽或飯店自助餐。那種自己減重減脂成功，就覺得可以開課教別人，還收費，就別信了，就算是醫學或營養學教授的建議，在證據等級上也是非常弱，更何況是一般人的成功經驗？

透過飲食習慣改變讓腸道菌相年輕化，身體也會跟著年輕化。然後腸道菌又慢慢改變個人對飲食的喜好，良性的循環讓身體更健康！我對這個深信不疑，因為我在家人身上看到就是如此（婆婆和先生），我自己的經驗也是這樣。

在美國的whole foods看到非常多、琳瑯滿目的腸道菌健康食品，可見這一定是顯學。我吃飯從來不算卡路里，因為根本不需要；我只算我今天吃進去的低脂蛋白質是否足夠。

　　講了一大堆，為何沒有提到運動？對，維持體重不用運動。運動有其他的好處，但是飲食控制可以是一輩子，而且不管哪個年齡層都適用，希望可以把這個好方法介紹給大家。

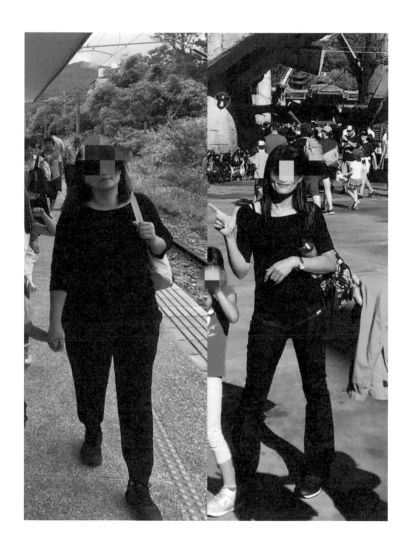

「顧小姐，32 歲，女性，醫療工作者」

還記得起初是被驗血報告嚇到（整排赤字）決定開始的，當時覺得：天啊！我還這麼年輕就滿江紅該怎麼辦？然後再聽到王醫師給我訂的目標要減三十公斤，我更是嚇破膽了！覺得我一定是在作夢，半信半疑決定開始這樣的飲食之後，大家都覺得我一定是瘋了，選半工半讀要畢業前開始，真的很挑戰。

但我就是覺得健康不能等，我也虧欠自己的身體太多太多了。

從一開始連喝大量的水都會腹瀉到不行，到後來現在沒喝竟然會渴，我就知道我身體的每一個細胞都在改變。

忙到沒空運動，只靠飲食的改變，才開始一個半月就減了十公斤更是讓人很振奮！！這讓人有更大的信心，相信nothing is impossible！

而且大概一年沒來、被懷疑是多囊性卵巢症候群的狀況，也在試了一個月之後，月經完全正常了！經過半年，整個人除了外型脫胎換骨，連家人很久沒見都幾乎認不出來XD。

甚至之前椎間盤突出，需要每天穿護腰的狀況也不復存在，我整個就是新造的人！

雖然這之後我一度停滯了一段時間，但是養成一種健康的飲食習慣，也是陸陸續續有緩慢的在減重。

其實我覺得真正阻礙我們變好的最大敵人，是我們自己！

我們的選擇決定了我們的結果，過程不一定輕鬆，但走下去之後其實也會發現原來沒有那麼困難。

感謝老天讓我遇見王醫師，也感謝我的身體每一天為我努力，讓我想堅持下去。外型的改變是成功的附屬品，但真正讓我雀躍的是逐漸地變健康，這是一條漫漫的長路，但是慢慢地走，我相信達標就在眼前！半年前我說的那句話還是一樣，你是上帝給我的天使——謝謝王醫師。

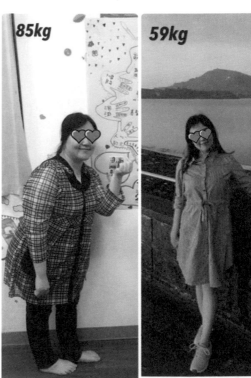

	日期	型號	年齡	BTyp	身高	體重	PT	BMI	FatP	FatM	VFatL	FFM	TBW
1	2020/5/30	BC-418	31	0	166	85.9	0.5	31.2	44.1	37.9	12	48.0	36.0
2	2020/5/19	BC-418	31	0	166	91.4	0.5	33.2	46.4	42.4	14	49.0	38.0
3	2020/5/12	BC-418	31	0	166	92.9	0.5	33.7	46.9	43.6	14	49.3	39.0
4	2020/5/5	BC-418	31	0	166	93.3	0.5	33.9	47.5	44.3	15	49.0	37.5
5	2020/4/28	BC-418	31	0	166	95.7	0.5	34.7	48.5	46.4	15	49.3	37.8
6	2020/4/21	BC-418	31	0	166	98.9	0.5	35.9	49.7	49.2	17	49.8	39.0
7	2020/4/14	BC-418	31	0	166	101.5	0.5	36.8	50.4	51.2	16	50.3	40.3
8	2020/3/30	BC-418	31	0	166	105.9	0.5	38.4	52.3	55.4	17	50.5	40.4

2個月
體重：105.9->85.9 (-20kg)
體脂重：55.4->37.9 (-17.5kg)
內臟脂肪：17->12
減去體重87.5%都是純脂肪

關於病態性肥胖的純飲食治療個案

根據衛福部公告的身體質量指數（BMI＝體重〔公斤〕／身高〔公尺平方〕），BMI大於等於35以上的定義為「重度肥胖」，40以上為病態性肥胖，但若採用亞太肥胖外科醫學會的共識，亞洲人的BMI若大於37即為病態性肥胖。

而目前減重手術的適應症，為NIH建議的等於或超過40Kg/m2，或是BMI在35到40 kg/m2之間而有其他肥胖相關的併發症，才可以做減肥手術（不過2005年亞太肥胖手術醫學會建議，對於亞洲人種的BMI下修至有併發症的輕度肥胖者）。

會建議可以手術，是因為重度肥胖的相關併發症太多——包括心血管疾病、睡眠呼吸中止等等——為了積極在「短時間」內減少心血管疾病，如中風或心肌梗塞的發生率。不過手術不是沒有後遺症，尤其是術後的營養缺乏（維生素B群、鐵、鈣）跟復胖後困難再瘦下來等等。

這裡分享一個門診治療病態性肥胖女性的經驗。經過兩個月的純飲食（無藥物）介入，搭配關節可負荷的適度運動，不但體重減少20kg，其中幾乎都是純脂肪，BMI也從38.4的重度肥胖直接下降到31左右，兩個月減少近20％的體重，減掉超重體重的近50％，這樣的數字，一般代謝手術要一年之後才達到。

（注：超重體重算法：例如，某甲目前體重130公斤，而理想體重為60公斤，則手術後可預期降至95～88公斤。）

這是個非常激勵人心的個案，希望給所有病態性肥胖者參考，在手術之前，可以給自己一次不用改變器官的機會；也可能看到完全更勝藥物或手術的速度，健康的把脂肪代謝掉。

參考文獻：

第一章

1. JafariNasabian, Pegah, et al. Journal of Endocrinology 234.1（2017）：R37-R51.
2. Kelly, Owen J., et al. Nutrients 11.4（2019）：747.
3. Inglis, Julia E., and Jasminka Z. Ilich. Current osteoporosis reports 13.5（2015）：358-362.
4. Musunuru, Kiran. Lipids 45.10（2010）：907914.
5. Chiu, Sally, Paul T. Williams, and Ronald M. Krauss. PloS one 12.2（2017）：e0170664.
6. Flock, Michael R. , et al.. Advances in Nutrition 2.3（2011）：261-274.
7. Hazarika, Ankita, et al. Nutrition 38（2017）：95
8. Austin MA, King MC, Vranizan KM, Krauss RM（1990）Circulation 82：495–506
9. Cromwell, William C., et al. Journal of clinical lipidology 1.6（2007）：583-592.
10. Musunuru, Kiran. Lipids45.10（2010）：907-914.
11. Stahel, P., et al. Canadian Journal of Cardiology（2017）.
12. Hanak, Viktor, et al. American Journal of Cardiology 94.2（2004）：219-222.
13. Bittner, Vera, et al. American heart journal 157.3（2009）：548-555.
14. Toth, Peter P., et al. Journal of clinical lipidology（2018）.
15. Lau L.H.S., Wong S.H.（2018）Advances in Experimental Medicine and Biology, vol 1061
16. Vissers, Dirk, et al. PloS one 8.2（2013）：e56415.1
17. Zhang, Haifeng, et al. Journal of diabetes research 2017（2017）.
18. Christiansen, Tore, et al. European journal of endocrinology 160.5（2009）：759-767.
19. Ballin, Marcel, et al. Journal of the American Geriatrics Society（2019）.
20. Kanamori, Koji, et al. The Tohoku journal of experimental medicine243.1（2017）：35-39.
21. Rigamonti, Antonello E., et al. Nutrients 11.2（2019）：247.
22. King, David G., et al. The American journal of clinical nutrition 107.4（2018）：550-557.
23. Aigner, Elmar, Alexandra Feldman, and Christian Datz. Nutrients 6.9（2014）：3587-3600.
24. Genton, Laurence, Patrice D. Cani, and Jacques Schrenzel. Clinical nutrition 34.3（2015）：341-349.

第二章

1. Environ Health Perspect. 2017 Aug 2; 125（8）：087002. doi：10.1289／EHP41.
2. Early view article,August 2,2017.
3. Aigner, Elmar, Alexandra Feldman, and Christian Datz. Nutrients 6.9（2014）：3587-3600.
4. Harris, Ruth Babette. The FASEB Journal 4.15（1990）：3310-3318.
5. Martinez, Kristina B., Joseph F. Pierre, and Eugene B. Chang. Gastroenterology Clinics 45.4（2016）：601-614.

6. Hu, Sumei, et al. Cell metabolism 28.3（2018）：415-431.

7. de Luis, Daniel Antonio, et al. Lifestyle Genomics 9.5-6（2016）：213-221.

8. Sweatman, Catherine ZW Hassell. Journal of Theoretical Biology（2019）：110037.

9. Izadi, Vajiheh, Sahar Saraf-Bank, and Leila Azadbakht. ARYA atherosclerosis 10.5（2014）：266.

10. de Luis, Daniel Antonio, et al. Diabetes research and clinical practice 156（2019）：107825.

11. Müller, Manfred J., Janna Enderle, and Anja Bosy-Westphal. Current obesity reports 5.4（2016）：413-423.

12. Wang, Shuo, et al. Scientific reports 8.1（2018）：1-14.

13. Worthmann, Anna, et al. Nature medicine 23.7（2017）：839.

14. Reynés, Bàrbara, et al. Frontiers in physiology 9（2018）.

15. Li, Baoguo, et al. Cell reports 26.10（2019）：2720-2737.

16. Miller, Victoria, et al. The Lancet 390.10107（2017）：2037-2049.

17. Seidelmann, Sara B., et al. The Lancet Public Health 3.9（2018）：e419-e428.

18. Soenen S, Bonomi AG, Lemmens SG, et al. Physiol Behav. 2012；107（3）：374-380.

19. Hjorth MF, Bray GA, Zohar Y, et al. Nutrients. 2019；11（3）：586. 5.

20. Areta JL, Burke LM, Ross ML, et al. J Physiol. 2013；591（9）：2319-2331.T

21. Moore DR, Areta J, Coffey VG, et al. Nutr Metab（Lond）. 2012；9（1）：91.

22. Macnaughton LS, Wardle SL, Witard OC, et al. Physiol Rep. 2016；4（15）：e12893.

23. Tinsley GM, Forsse JS, Butler NK, et al. Eur J Sport Sci. 2017；17（2）：200-207.

24. Moro T, Tinsley G, Bianco A, et al. J Transl Med. 2016；14（1）：290.

25. Schoenfeld BJ, Aragon AA. J Int Soc Sports Nutr. 2018；15：10.

26. Ribeiro, Alex S., João Pedro Nunes, and Brad J. Schoenfeld. Sports Medicine（2019）：1-5.

27. Antonio, Jose, et al. Journal of the International Society of Sports Nutrition 11.1（2014）：19.

28. Crane JD, Palanivel R, Mottillo EP, et al. Nat Med. 2015；21（2）：166-172.2.

29. Pluznick J L, Protzko R J, Gevorgyan H, et al. Proceedings of the National Academy of Sciences, 2013, 110（11）：4410-4415.

30. Natarajan N, Hori D, Flavahan S, et al. Physiological genomics, 2016, 48（11）：826-834.

31. Lowe, Dylan A., et al. JAMA Intern Med. Published online September 28, 2020.

32. Roman YM, Dominguez MC, et al. Int J Obes（Lond）. 2019 Oct;43（10）:2017-2027.

第三章

33. Voreades, Noah, Anne Kozil, and Tiffany L. Weir. Frontiers in microbiology 5（2014）：494.

34. Suez, Jotham, et al. Nature 514.7521（2014）：181.

35. Chassaing, Benoit, et al. Nature 519.7541（2015）：92-96.3.

36. Roca-Saavedra, Paula, et al. Journal of physiology and biochemistry 74.1（2018）：69-83.5.

37. Harpaz, Dorin, et al. Molecules 23.10（2018）：2454.

38. Nettleton, Jodi E., et al. Nutrients 11.6（2019）：1248.

39. Ruiz-Ojeda, Francisco Javier, et al. Advances in Nutrition 10.suppl_1（2019）：S31-S48.

40. Di Rienzi, Sara C., and Robert A. Britton. Advances in Nutrition 11.3（2020）：616-629.

41. Van Opstal, Anna M., et al. Nutritional neuroscience 2019）：1-11.

42. Lerner, Aaron, and Torsten Matthias. Autoimmunity reviews 14.6 2015）：479-489.

43. Rinninella, Emanuele, et al. Nutrients 11.10（2019）：393.

44. Sonnenburg, Erica D., et al. Nature 529.7585（2016）：212-215.12.

45. McAllan, Liam, et al. PloS one 9.2（2014）.13.

46. Sonnenburg, Erica D., et al. Nature 529.7585（2016）：212-215.

47. Krog-Mikkelsen, Inger, et al. The American journal of clinical nutrition 94.2（2011）：472-478.DeBosch, Brian J., et al. Science signaling 9.416（2016）：ra21-ra21.Wu, Yi-De, et al. Poultry Science（2020）.

48. Lee, He-Jin, Ye-Seul Yoon, and Seung-Jae Lee. Cell death & disease 9.7（2018）：1-12.

49. Martinez, et al.Gastroenterology Clinics 45.4（2016）：601-614.

50. Devaraj, Sridevi, Peera Hemarajata, and James Versalovic. Clinical chemistry 59.4（2013）：617-628.

51. Candela M, Biagi E, Soverini M, et al.. Br J Nutr（2016）116：80-93

52. Cotillard, Auréururlard, Aur al.. Br Br .（2013）：585.

53. Hjorth, Mads F., et al. International Journal of Obesity 43.1（2019）：149.

54. Larsen, Thomas Meinert, et al. New England Journal of Medicine363.22（2010）：2102-2113.

55. Thaiss, Christoph A., et al. Nature 540.7634（2016）：544.

56. Collins J, et al. Nature（2018）. Jan 18;553（7688）：291-294.

57. Menni, Cristina, et al. International Journal of Obesity 41.7（2017）：1099.

58. Depommier, Clara, et al. Nature medicine 25.7（2019）：1096.

59. Plovier, Hubert, et al. Nature medicine 23.1（2017）：107.

60. Part Fibre Toxicol. 2018 Apr 17;15（1）：17.

61. Ozato, Naoki, et al. NPJ biofilms and microbiomes 5.1（2019）：1-9.

62. Thingholm, Louise B., et al. Cell host & microbe 26.2（2019）：252-264.

63. Hjorth, Mads F., et al. International Journal of Obesity 43.1（2019）：149-157.

64. Hua, Yinan, et al. British Journal of Nutrition（2020）：1-35.

65. Fan, Yong, and Oluf Pedersen. Nature Reviews Microbiology（2020）：1-17.

第四章

66. Chaix, Amandine, et al. Cell metabolism 20.6（2014）：991-1005.

67. Bhutani, Surabhi, et al. Obesity 18.11（2010）：2152-2159.

68. Hamano, T. The Japanese journal of clinical hematology 60.9（2019）：1092-1099.

69. Boon, Hanneke, et al. Diabetologia 50.1（2007）：103-112.

70. DiNicolantonio JJ, Mehta V, Onkaramurthy N, O'Keefe JH. Prog Cardiovasc Dis. 2018;61（1）：3 9.

71. 蔡宜峰、黃翔慶、賴文龍。1989。腐植酸及磷、鉀肥對枇杷品質及產量的影響。台中區農業改良場研究彙報。24：45-52

72. Schnabel, Laure, et al. JAMA internal medicine 179.4（2019）：490-498.

73. Fattore, Elena, and Elena Massa. International journal of food sciences and nutrition（2018）：1-12.

74. Kawamura, Hiromi, et al. Journal of Clinical Biochemistry and Nutrition（2018）：17-97.

75. Dennis, E.A., Dengo, A.L., Comber, D.L. et al.. Obesity. 2010；18：300esit

76. Casazza, K., Brown, A., Astrup, A. et al. Crit Rev Food Sci Nutr. 2014；

77. Boon, Hanneke, et al. Diabetologia 50.1（2007）：103-112.

78. Zanoni, Paolo, et al. Science 351.6278（2016）：1166-1171.

79. Kosinski, Christophe, and François R. Jornayvaz. Nutrients 9.5（2017）：517.

80. Johnstone A.M., Horgan G.W., Murison S.D., Bremner D.M., Lobley G.E. Am. J. Clin. Nutr. 2008；87：44–55.

81. THAISS, Christoph A., et al.. Nature, 2016, 540.7634：544.

82. Paoli, Antonio, et al. Genes 10.7（2019）：534.

83. Yan, Lin, et al. Journal of agricultural and food chemistry 57.24（2009）：11575-11580.

84. Tang, Jason E., et al. Journal of applied physiology 107.3（2009）：987-992.

85. Ronis, Martin J., et al. The Journal of nutrition 139.8（2009）：1431-1438.

86. Ren, Guangxu, et al. Food & function 8.2（2017）：670-679.

87. Liu, Jue, et al. Nutrients 11.11（2019）：2613.

88. Zhang C, Zhang M, Pang X, et al. ISME J, 2012, 6：1848-57.

89. Carmody RN, Gerber GK, Luevano JM Jr, et al. Cell Host Microbe, 2015, 17：72-84

90. Aguirre M, Eck A, Koenen ME, et al. Res Microbiol, 2016, 167：114-25.

第五章

91. Imai, S., et al. "Crossover study of the effect of "J Japan Diab Soc 53（2010）：112-115.

92. Imai, S., et al. J Clin Biochem Nutr（2014）；54：7–11.

93. Shukla, Alpana P., et al. Diabetes Care（2015）；38：e98–e99

94. Shukla, Alpana P., et al. BMJ Open Diabetes Research and Care 5.1（2017）：e000440.

95. Shukla, Alpana P., et al. Diabetes care 41.5（2018）：e76-e77.

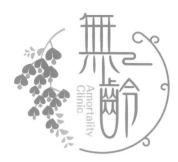

無齡診所是王姿允醫師在台北的旗艦診所，有多位4+2R認證醫師駐診，內容包含增肌減脂、三高銀髮疾病，採全自費看診。

除了4+2R飲食諮詢門診以外，還提供CMslim的被動增肌減脂課程、肢體評鑑老師的體態調整課程與團體課程、心理諮商師的一對一或一對二心理諮商課程。提供學員完整的身、心、靈服務。

另有無齡線上商城，包含學員日常所需的保健品、以及執行過程中會用到的體脂機、餐廚用具等等，提供多元與便捷的優質服務。

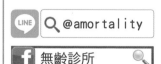

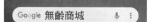

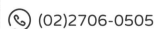

📞 (02)2706-0505

📍 捷運忠孝敦化站6號出口

🏠 台北市大安區敦化南路一段259號13樓

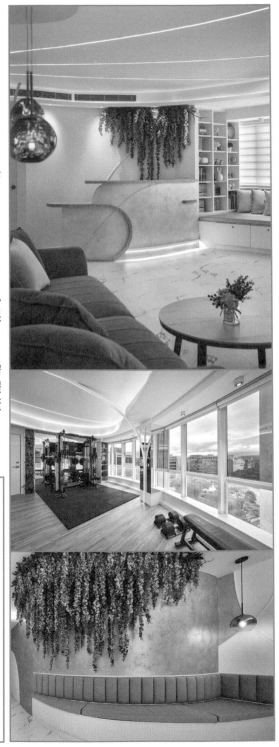

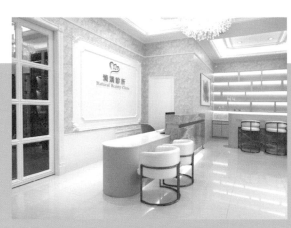
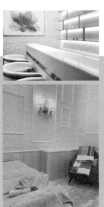
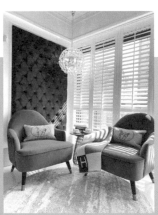

滇媄診所
Natural Beauty Clinic

■ **診所院長**
　王姿允 醫師

■ **診療科別**
　肥胖醫學、美容醫學

■ **諮詢專線**
　07-350-1879

■ **門診項目**
4+2R減重門診、沛蓮絲、舒顏萃、玻尿酸
鳳凰電波拉皮、音波拉提、肉毒桿菌
美國原廠海菲秀、肌膚保養

■ **診所地址**
高雄市左營區博愛三路388號

■ 交通資訊

 開　車

南下及北上：沿 ① 前往左營端轉 ⑩ ，往博愛路出口下交流道，前往**博愛三路388號**，即可到達。

 搭乘公車

搭乘公車紅35、紅50、紅51B至捷運生態園區站(博愛公園)，下車後步行約1分鐘即可到達。

 搭乘捷運

搭乘紅線至生態園區站(R15)2號出口，出站後步行約1分鐘即可到達。

🚄 搭乘高鐵/火車

● **轉乘計程車**

於左營高鐵/火車站下車後前往高鐵車站大廳，找到「**計程車乘車區**」告知診所地址即可，車程約7分鐘。

● **轉乘捷運**

於左營高鐵/火車站下車後前往高鐵車站大廳2號出口，**搭乘紅線至生態園區站(R15)2號出口**，出站後步行約1分鐘即可到達。

● **轉乘公車**

搭乘公車紅35或紅50從捷運左營站發車，至捷運生態園區站(博愛公園)，下車後步行約1分鐘即可到達。

國家圖書館出版品預行編目資料

增肌減脂：4+2R代謝飲食法/王姿允，急診女醫師其實.
合著. -- 初版. -- 臺中市：晨星出版有限公司, 2021.03
　　面；　公分. --（健康與飲食；139）

ISBN　978-986-5582-2 -4（平裝）

1.減重　2.健康飲食

411.94　　　　　　　　　　　　　　　　110002053

健康與飲食 139

增肌減脂
4＋2R 代謝飲食法

可掃描QRC
至線上填回函！

作者	王姿允、急診女醫師其實. 合著
主編	莊雅琦
特約編輯	何錦雲
文字校對	何錦雲、王姿允、徐惠蓉、急診女醫師其實.
美術排版	曾麗香
封面設計	賴維明

創辦人	陳銘民
發行所	晨星出版有限公司
	台中市西屯區工業30路1號1樓
	TEL：(04)2359-5820　FAX：(04)2355-0581
	http://star.morningstar.com.tw
	行政院新聞局局版台業字第2500號
法律顧問	陳思成律師
初版	西元2021年04月15日
再版	西元2024年04月19日（十六刷）

讀者專線	TEL：02-23672044 / 04-23595819#212
	FAX：02-23635741 / 04-23595493
	E-mail：service@morningstar.com.tw
晨星網路書店	http://www.morningstar.com.tw
郵政劃撥	15060393（知己圖書股份有限公司）
印刷	上好印刷股份有限公司

定價 450 元
ISBN 978-986-5582-23-4